JN066159

やってみたらわかった!

40代からの「身体」と「心」に本当に良い習慣

立花岳志 著

アクアメディカルクリニック院長
寺田武史 監修

かんき出版

Before

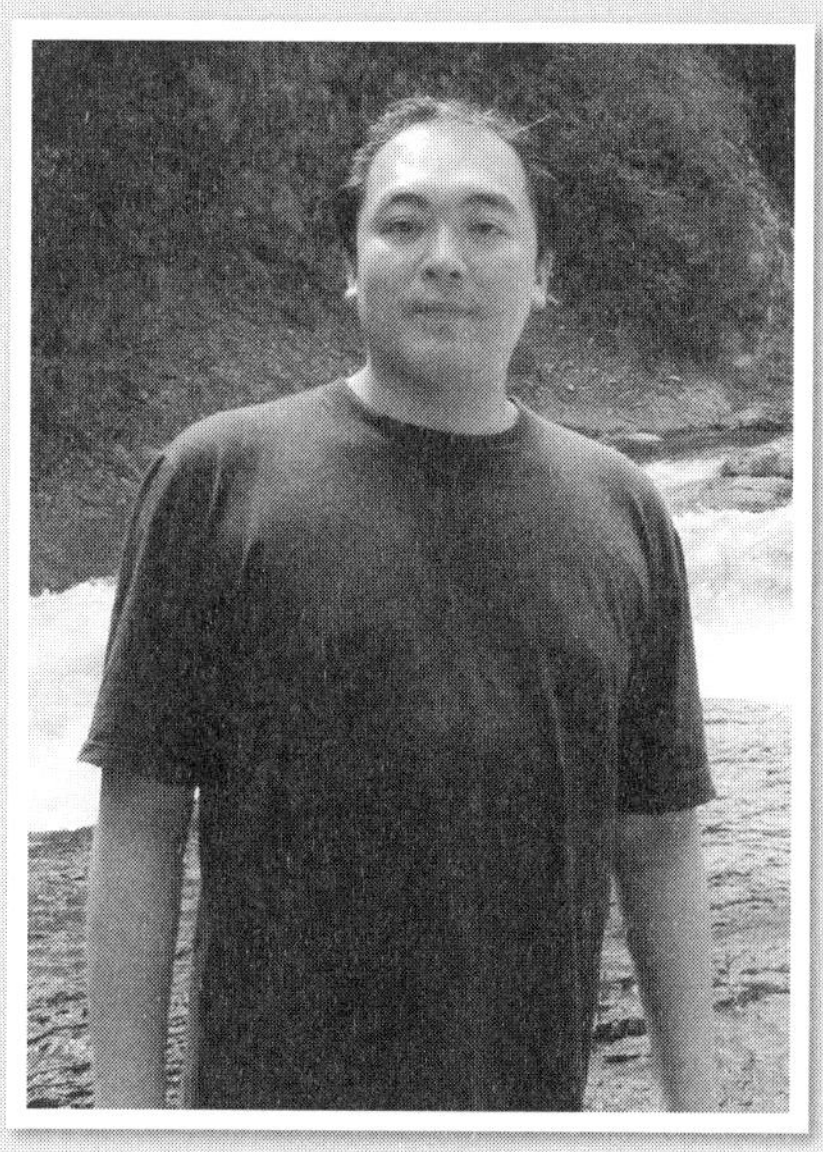

不摂生な生活をして
体重が105キロあった頃の私
（著者：立花岳志）

After

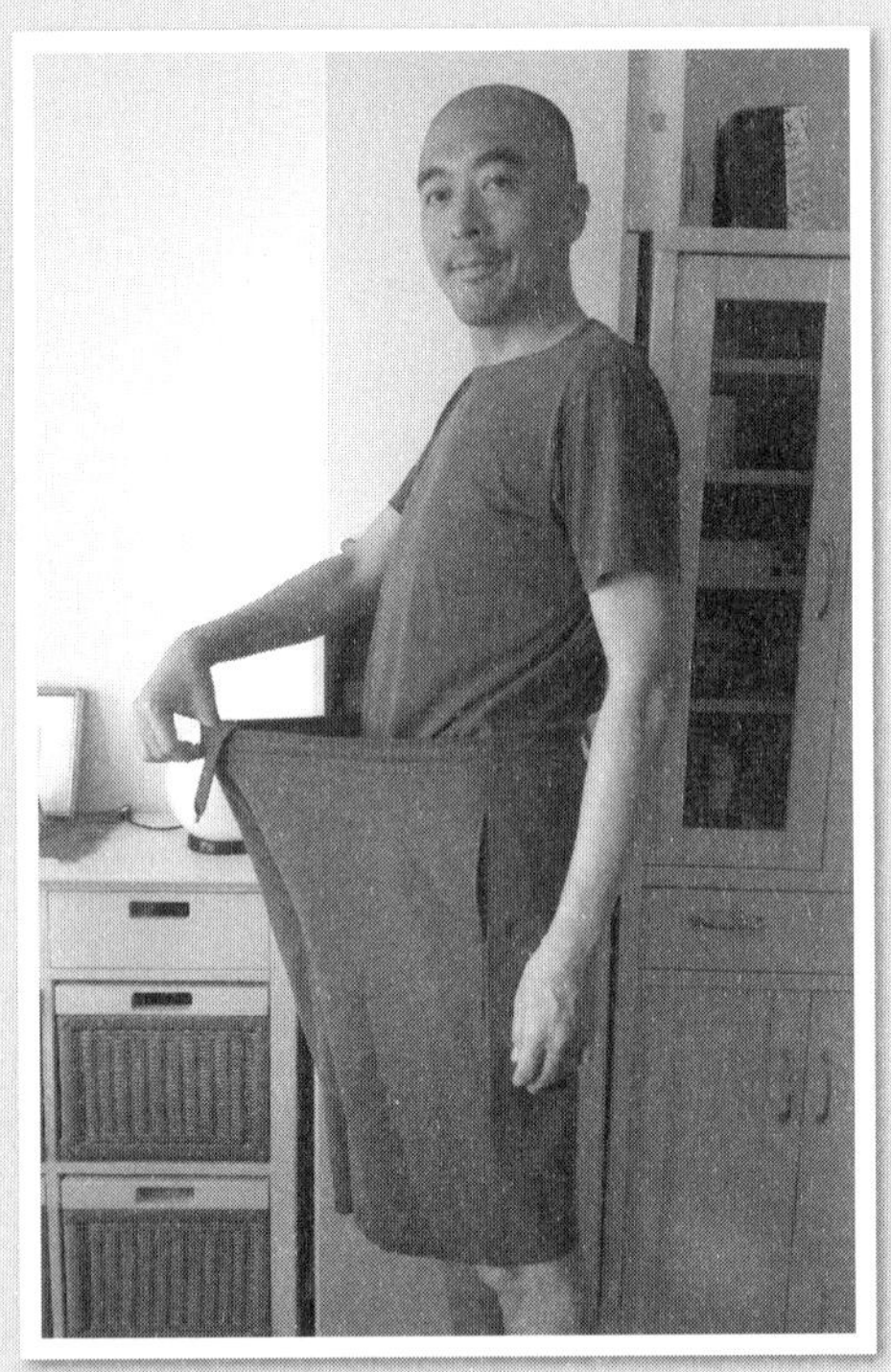

現在の私
（著者：立花岳志）

はじめに

数多くの本の中から本書を手に取っていただきありがとうございます。

本書は「身体」と「心」の健康に不安を感じ始めた40代以降の方に、元メタボで生活習慣病予備軍だった私自身が実践し、今も効果が出ている健康習慣をお伝えするために書きました。

私が本書を書くに至った経緯を自己紹介を兼ねて説明します。

私はこの原稿を書いている２０２３年１月現在で53歳、皆さんと同じ40代以上です。現在は、習慣化・ひとりビジネス・情報発信コンサルタント／ブロガー／心理カウンセラーとして活動しています。

私は、高校時代に空手道場に通っていたこともあり、大学入学時には身長１９０センチで体重が70キロと、かなりスリムな体型でした。

ところが大学を卒業して就職すると、長時間労働により夜中に暴飲暴食する生活が続いたことや、運動不足などが重なり20代後半で激太り。一気に105キロの肥満体になってしまったのです。

30代半ばになると健康診断の数値が年々悪化の一途を辿り、医師からは「どの生活習慣病がいつ発症してもおかしくない状態」と警告されてしまいました。

実際当時は体調も悪く、すぐに息切れや眩暈(めまい)がして、勤務先のオフィスに向かう地下鉄の階段を昇るのに、途中で休まなければならないほどでした。

さすがにこれはやばいと危機感をもった私は、食事や運動を中心に生活習慣の改善を試みました。無茶な食事制限をしたせいで何度も挫折しリバウンドを繰り返しましたが、さまざまな方法を試した結果、効果的な痩せ方がわかり、なんとか27キロのダイエットに成功しました。そのときに始めたランニングは趣味になり、フルマラソンも5回完走するまでになったのです。

しかし、ダイエットに成功してすべてがうまくいったわけではありません。体調管理がうまくいかなかったのです。毎日午後になるとひどい眠気と倦怠感で、まったく仕事に集中できない状態になり、毎月のように風邪を引き高熱を出して寝込んでいました。

しかも毎年ゆっくりしたペースですが体重が増えはじめ、リバウンドしそうになったのです。

「二度と昔のような身体に戻りたくない」と決意した私は、健康に関する書籍を片っ端から読み、実践していきました。当然、その中には効果があったものもあれば、なかったものもあります。ときにはアレンジを加えることによって、より効果が出るものもありました。

圧倒的に睡眠不足であることを知って睡眠時間と質を上げ、有酸素運動だけでなく筋トレを習慣化して筋肉量を増やし、栄養のバランスを食事だけでなくプロテインやサプリの導入を行うことで整えました。さらに、カウンセラー養成講座で心の学びを深め、心理カウンセラーとしても活動を開始するなど、ライフスタイル、ワークスタイルを「健康最優先」に変えていったのです。

その結果、増えていた体重は再び減って筋肉質な身体になり、集中力は夕方まで途切れることがなくなって仕事のパフォーマンスも劇的にアップしました。そして何より嬉しかったのが、毎月風邪を引いて倒れていたのがまったくなくなったことです。

自信をもって言えますが、私は30代の肥満体だった時期よりも53歳になった現在のほうがずっと健康で集中力も高く、仕事のパフォーマンスも上がっています。

この経験とノウハウを1冊にまとめたのが本書です。


健康も不健康も日々の習慣から作られます。

もちろん人間は誰でも老いていき、やがて死を迎えることは避けられません。しかし身体と心に良い習慣を身につけ、日々実践し続けることで、老いや病気を遠ざけて先送りしていくことは可能です。

人生100年時代と言われますが、病気になって辛い想いをしながら長生きしたい人など1人もいないはずです。


本書は前半が基本編、後半が強化編となっています。

もし基本編が簡単すぎると感じるなら、強化編から読んでいただくのも良いでしょう。

「知っている」「あたりまえだ」ということも出てくるとは思いますが、実践するのはとても難しいはずです。何より大切なことは、「自分にもできそう」と感じたことからすぐに行動に移すことです。一度に全部を実践しようとするのは大変すぎるので、ひとつずつ簡単なことからやってみることが大事です。

それでは、本当に良い習慣を身につける旅に出発しましょう。

なお、私自身は医師ではありませんので、本書は医師で分子栄養学の専門家でもある寺田武史先生に監修いただきました。

本書によりメタボや生活習慣病の不安を取り除き、年齢を重ねるごとに健康になっていく日々を手に入れていただければ幸甚(こうじん)です。

立花岳志

第1部 まずはこれだけはやって欲しい！ ～誰でもできるけどやっていない基本編～

1章 睡眠 ～日本は世界有数の睡眠不足の国～

Contents

2章 運動 ～運動しないから疲れる～

3章 食事・栄養 ～我々は食べたものだけで作られていることを忘れるな～

第2部

どうせならもっと健康に ～ストイックな強化編～

6章 睡眠 ～良質の睡眠は最高のアンチエイジング薬～

7章

運動 ～衰えているのではなく運動不足で「なまっている」だけ～

8章 食事・栄養 ～正しい食事が我々の心と身体を若返らせる～

9章 メンタル ～ふにゃふにゃメンタルから鋼鉄のメンタルへ～

10章 遊び方 ～仕事を忘れてリラックスする～

第3部 仕事に追いかけられる習慣を断つ

11章 働き方 ～仕事も積極的に楽しむ人になる～

装幀　ソウルデザイン
本文デザイン・DTP　北路社
イラスト　KAZMOIS
校正　鷗来堂

第1部

まずはこれだけはやって欲しい！

～誰でもできるけどやっていない基本編～

1章 **睡眠**
～日本は世界有数の睡眠不足の国～

2章 **運動**
～運動しないから疲れる～

3章 **食事・栄養**
～我々は食べたものだけで
作られていることを忘れるな～

4章 **メンタル**
～ストレスまみれの社会から
自分の心を守る～

5章 **遊び方**
～日本人は世界トップクラスの遊び下手～

01 体調不良も肥満もイライラもすべて睡眠不足が原因

突然ですが、最近あなたの身体とメンタルの調子はいかがですか？
目覚めたとき、スッキリした気分で起きられていますか？
イライラしたり、気分が落ち込んだりすることはないですか？
ランチのあとに集中力が切れたり、耐えがたい眠気に襲われたりしていませんか？
テレビやSNS、YouTubeをダラダラ観て夜更かししていませんか？
そして最後の質問です。あなたは日々何時間くらい眠っていますか？

2018年に行われた睡眠時間に関する調査で、日本人の睡眠時間は男女とも28カ国中最下位でした。
男性はフィンランドが最長で7時間24分だったのに対し、日本は6時間30分。女性はフィンランドとベルギーが最長で7時間45分だったのに対し、日本は6時間40分。トップの国と比べると、約1時間も睡眠時間が短くなっています。

睡眠時間上位の国と比べると、日本人は眠るのが遅いのに起きる時間は同じ、つまり夜更かしが睡眠時間の短さの原因です。

そして、２０２２年世界幸福度ランキングによると、こちらも1位はフィンランド。日本は54位でウズベキスタンとホンジュラスの間でした。世界3位の経済大国に暮らす日本人の幸福度が、多くの先進国よりも大幅に低い理由のひとつに、睡眠不足があると私は考えています。

本書を手に取った方は、身体と心に何らかの不安を感じているのだと思いますが、その不調の多くが、睡眠不足に由来しています。睡眠不足はあなたの身体と心に大きく負担をかけるのです。

以前の私は体重１０５キロの肥満体で、常に身体がだるく、重く、集中力が続かず、イライラしていました。ランチのあとは仕事にまったく集中できません。

なぜこんなに体調が悪いのかと試行錯誤した結果、その原因が睡眠不足にあると気づいたのです。

私は30代後半まで、睡眠時間が6時間を切っていましたが、生活の改善に取り組み、徐々に睡眠時間を増やすことができました。今では平均7時間半の睡眠時間を確保しています。

睡眠が改善すると、身体と心の不調は驚くほどなくなっていきました。さらに運動と食事の改善に取り組み、27キロのダイエットに成功して10年以上リバウンドなしで体型を維持しています（ダイエットに関しては『やせる「仕組み」で人生を劇的に変える iPhoneダイエット』サンマーク出版にまとめています）。


長く深い眠りができると成長ホルモンが分泌されます。その結果、疲れがとれ、身体の細胞が修復されて若返る、アンチ・エイジング効果が得られます。

また、**長く質の良い睡眠により、レプチンという食欲を抑制するホルモンも分泌され、肥満防止の効果がでます。**逆に睡眠不足が続くとグレリンという食欲を増進させるホルモンが分泌されてしまい、肥満の要因となるのです。

良い睡眠がとれた日は身体も軽く、集中力も高く、そして気分もスッキリ過ごすことができます。健康習慣の一番の要は、日々良い睡眠をしっかりとることです。

体調のかなめは睡眠

しっかり深く眠ると……

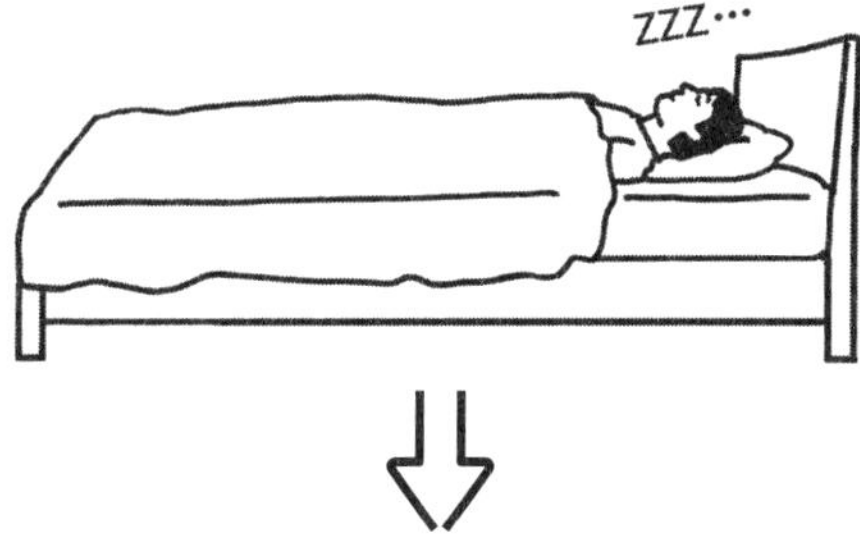

ダイエット効果

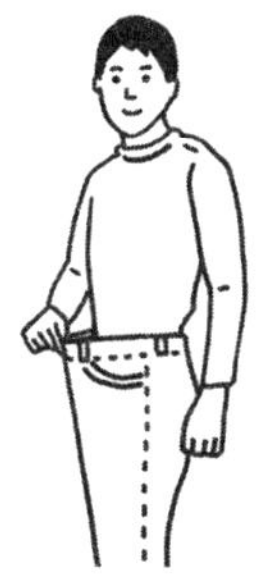

レプチンという
ホルモンが分泌
され、食欲が抑
制される

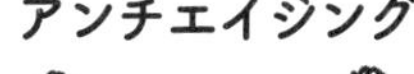

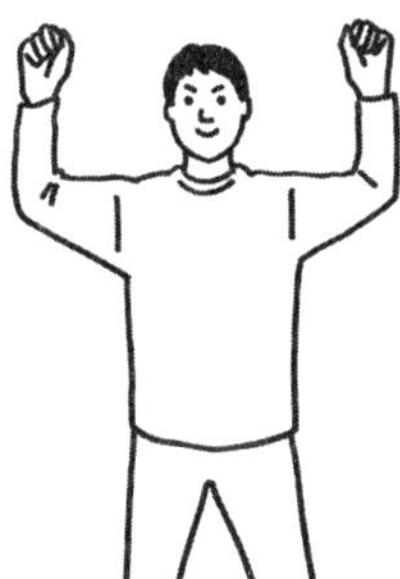

成長ホルモンが
分泌され、疲労
回復、細胞修復

集中力アップ

気分スッキリ！

1章

睡眠～日本は世界有数の睡眠不足の国～

02 コーヒー、紅茶、エナジードリンクは13時まで

睡眠不足による体調不良を改善するときに、ひとつ気をつけて欲しいことがあります。それは、カフェインの入った飲み物を摂り過ぎないことです。

カフェインというと、コーヒーのイメージがありますが、実際は紅茶や緑茶、中国茶、エナジードリンク、さらにココアやチョコレートにも含まれます。

皆さんご存知のとおり、カフェインには覚醒効果があります。シャキッとしたいとき、朝に目を覚ましたいとき、大切な会議やプレゼンの前など気合いを入れたいときに飲むと効果的ですよね。しかし、カフェインの覚醒効果は我々をシャキッとさせてくれると同時に、大切な睡眠に悪影響を与えるものでもあるのです。

カフェインを摂取すると、脳内で眠気を作り出す「アデノシン」という物質をカフェインがブロックします。この効果はカフェインを摂取したあと、しばらく続きます。つまり、身体に**カフェインの半減期は個人差がありますが、5～8時間ほどと言われています。**

入ったカフェインが完全になくなるまで10～16時間かかるということです。従って23時に就寝するなら、カフェインの摂取は13時までにしておきましょう。

その結果、カフェインの入った飲み物を飲み過ぎると、夜に眠りにくくなるという弊害が出てきます。また、カフェインには利尿作用があるので、眠ったあと夜中にトイレに行きたくて目が覚める可能性が高くなります。

さらに、カフェインには依存性があり、日々大量に摂り続けることで身体に耐性ができてしまいます。そして、もっとたくさん摂取したいという「カフェイン中毒」になってしまう危険性もあるのです。**カフェイン中毒になると、カフェインを摂らないと頭痛や倦怠感、不安状態やイライラなどの離脱症状が出て、摂取せずにはいられなくなります。**

カフェインには良い作用もある反面、私たちの健康を脅かす可能性もある物質であることを理解し、うまく距離感をとっていくようにしましょう。

私自身、30代までは会社員をしており、1日に何杯もカフェイン入りの飲み物を飲んでいました。オフィスには無料で飲めるコーヒーサーバーがあり、水代わりに常にマグカップを満たしていました。朝はもちろん、夕方、そして残業中もずっとコーヒーを飲み続けていたのです。コンビニでエナジードリンクやコーラを買うことも多く、客先に出向いたときに緑茶やコーヒーが出されれば常に飲み干していました。

そんな生活だったので、夜は寝つきが悪く、眠っても夜中に目が覚めることがよくありました。朝はギリギリまで眠っていて、遅刻寸前の時間に家を飛び出す日常。オフィス近くのコンビニでエナジードリンクを買って強制的に目覚めさせていました。

それが原因で、身体はいつもだるく、重く、心も沈みがちで、すぐイライラしたりカッとなったりしていたのです。

そんな私がカフェイン漬けの日々から脱出したのは、独立し、自宅で仕事をするようになってからです。コーヒーサーバーもなければ、コンビニもすぐ近くにはなかったためです。今では朝に1杯のコーヒーを飲むだけ、昼にも夜にもカフェインは摂りません。カフェインを摂る量が減るにつれ睡眠の質が上がり、深くぐっすり眠れるようになりました。

あなたは1日にどれくらいのカフェインを摂っていますか？

ぜひ一度カフェインとのつきあい方を見直してみてください。

02

カフェインの摂りすぎに注意

カフェインが入っている食品

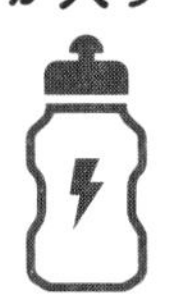
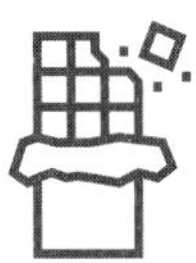

コーヒー、お茶、エナジードリンク、ココア、チョコレートなど

カフェインが抜けるまでの時間

PM 6：00

AM 1：00

1：00では
まだカフェインが
抜けていない

半減期は8時間

もし夕方の6：00にコーヒーやお茶を飲んだ場合、深夜2：00まで覚醒作用が続いてしまう（※個人差はあります）

03 夜は湯船に10分

あなたは毎日お風呂に入っていますか？　お風呂に入らないなんて不潔だ！」と思ったかもしれません。でも、私が質問したのは、「毎日湯船につかっていますか？」という意味です。

日々の入浴をシャワーだけで済ませている人が、かなり多いのではないかと思います。そして、シャワーだけで済ませている人の多くが、朝にシャワーを浴びているのではないでしょうか。私自身も会社員時代は、朝にシャワーを浴びて目を覚まさせていました。

確かに朝に熱めのシャワーを浴びると目が覚め、血流が良くなることで身体が活性化する効果はあります。だから、朝にシャワーを浴びることを否定するつもりはありません。しかし、1日の疲れを取り、深くて質の良い睡眠を得るためには、夜にバスタブにお湯を張り、湯船につかる入浴がおすすめです。

湯船につかる入浴には、シャワーとは違う効果がたくさんあります。

まずはリラックス効果。湯船につかるとお湯の中に身体を入れることになるので、浮力が働きます。お風呂の中では普段の1／10程度しか重力がかからなくなるため、1日身体を支えていた筋肉や関節などが緩まり、身体の緊張が解きほぐされます。

またお湯によって体温が上がり、水圧がかかるため新陳代謝が良くなります。**シャワーを浴びたときよりも血流が良くなり、身体の隅々の毛細血管まで酸素や栄養素が行き渡ると同時に、身体に溜まっていた老廃物や疲労物質が身体の外に排出されやすくなります。**

また、血液の流れが良くなると冷えの解消にもつながります。

お風呂に入り体温が上がると毛穴が開くので、さらに老廃物が排出されやすくなるため、デトックスと美肌の効果もあります。

そして夜の入浴による何よりも大きな効果が、睡眠の質を上げてくれることです。

なぜ、夜に入浴すると睡眠の質が上がるのか？

我々人間の体温は1日を通じて一定ではなく、時間帯とともに変化しています。通常、朝目覚めたときが一番低く、その後活動している時間帯に上昇していき、夕方が一番高くなります。その後体温は夜にかけて徐々に下がっていき、眠るときには深部体温（脳や内臓など身体の内側の温度）が下がる作用によって、スムーズに眠りにつけ、深くて快適な睡眠を得ることができるのです。

夜に入浴すると、深部体温が少しだけ上がります。しかし、その後深部体温は入浴しない場合よりも大きく下がるので、そのタイミングでベッドに入ると、スムーズかつ深い眠りにつけるというわけです。

入浴してから深部体温が下がりはじめるまでは1〜2時間かかると言われています。なので、入浴は眠る1〜2時間前に済ませておくのが理想的です。

また、お湯の温度は40度程度の、ちょっとぬるめがおすすめ。熱いお湯に長くつかると交感神経が優位になってしまい、目が覚めてしまうので逆効果になります。

お湯につかる時間は長いほうが効果的ですが、忙しくて長くつかれないという方も毎日10分湯船につかる習慣を持ちましょう。アロマオイルや入浴剤、バスソルトなどをお湯に入れることでさらに効果が大きくなりますよ。

お気に入りの香りに包まれてゆったりリラックスする時間を作り、良い睡眠のステップにしてください。

03

お風呂でリラックス

シャワーではなく湯船につかる

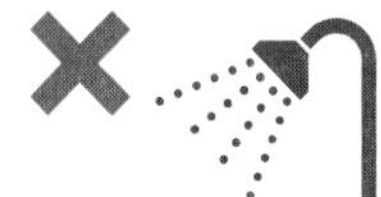

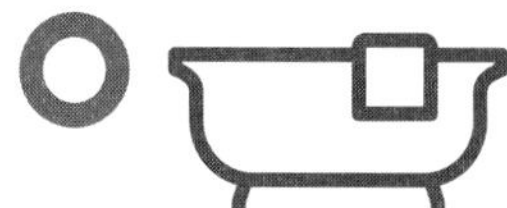

湯船につかると……

- 筋肉や関節が緩む
- 身体の老廃物を排出
- 血流改善で冷えを改善

・睡眠の質がアップ

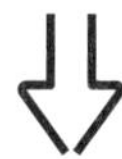

入浴後1～2時間後に寝るとよい

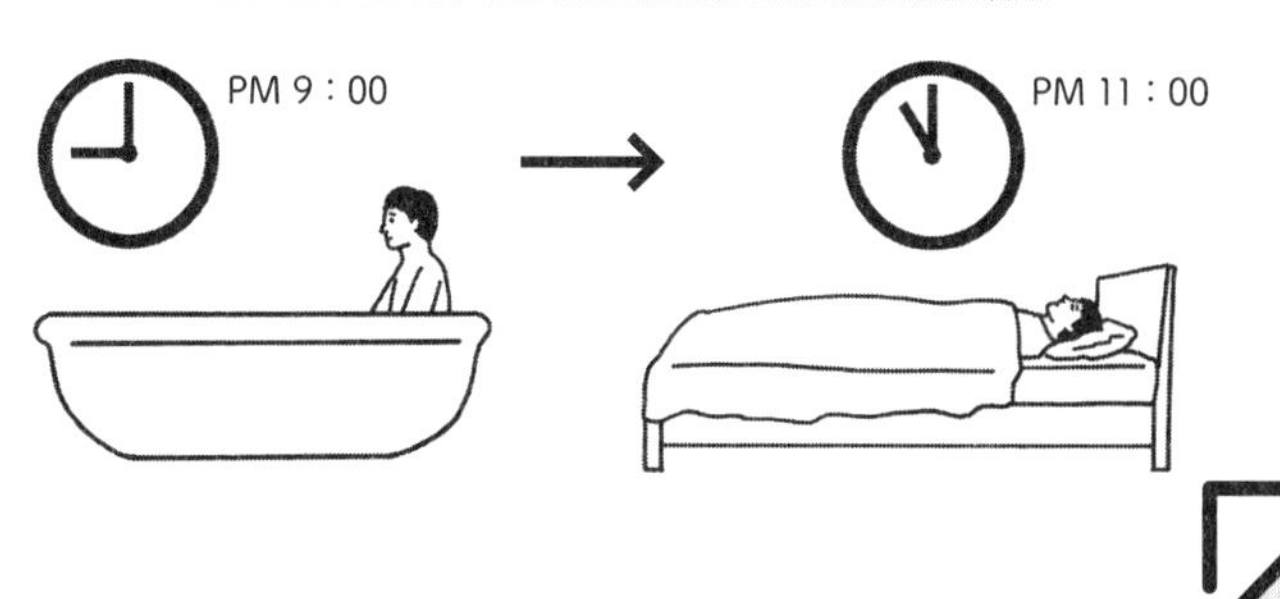

1章　睡眠～日本は世界有数の睡眠不足の国～

04 スマホやタブレットから距離をとる

あなたは夜眠る前30分間、何をしていますか？　また、朝目が覚めて最初にやることは何ですか？

夜眠る前はベッドに入り、スマホでSNSやYouTubeなどを観たり、友達や恋人とLINEでやり取りしているという人が多いのではないでしょうか？　そして朝目が覚めて最初にすることは、スマホの目覚ましアラームを止めて時計を見ることではありませんか？

この15年で我々のライフスタイルを一番大きく変えたものといえば、間違いなくスマホでしょう。私自身スマホが登場するまでは携帯電話を持たない派でしたが、スマホが登場してからは肌身離さず持つようになり、スマホなしでは仕事も生活もできないほど重要なツールになりました。スマホやタブレットなどのハンディな電子機器はとても便利で、生活のあらゆる場面に入り込んでいます。

しかし、スマホやタブレットを夜眠る前に凝視し過ぎると睡眠に悪い影響を与えます。

スマホやタブレットの画面、それにパソコンのモニターなどからは、ブルーライトが多く放射されています。ブルーライトとは、青色光とも短波長光とも言われ、人の目に見える光、つまり可視光線の中に含まれています。太陽光などの自然の光にも含まれていますし、テレビやLED電球などからも多く出ています。

ブルーライトは紫外線の次に波長が短く、目の奥にまで届く非常にエネルギーが強い光です。長時間パソコンを操作すると目が疲れると感じるのは、モニターのブルーライトをずっと浴び続けていることが影響しているのです。そんなブルーライトは我々の睡眠にも悪影響を与えます。

人間の脳は光を浴びると覚醒し、暗くなると眠る準備を始めます。朝になると自然と目覚め、夜に眠くなるのはそのためです。

夜眠る前に寝室で、スマホで動画やSNSを長時間見る習慣がある人は要注意です。**スマホは顔に近づけて見るものなので、ブルーライトの影響を強く受けやすいのです。ブルーライトを近くから浴び続けると、人間の脳は眠る態勢から覚醒側にシフトしてしまいます。**

我々は起床してから14～16時間経つとメラトニンという睡眠を促すホルモンが分泌され

て眠くなるのですが、ブルーライトを浴び続けるとメラトニンの分泌が抑制されることがわかっています。特に眠る前は寝室の明かりを暗くしている場合が多く、暗い部屋で明るいスマホの画面を見続けると、脳に強い刺激を与えることになります。

また、**ブルーライトの影響のほかにも、動画やＳＮＳ、ＬＩＮＥなどで脳が興奮状態になることも睡眠に悪い影響を与えます。**ＳＮＳで炎上している投稿を見てしまったり、心が乱れるような仕事のメールを読んでしまったりすると、脳が興奮状態になって眠りにくくなってしまいます。

このように眠る前のスマホやタブレットの長時間利用は、いろいろな面から睡眠に良くない影響を与えます。できるだけスマホを寝室に持ち込むことは避けたいところですが、スマホが目覚ましアラームになっている人も多いでしょう。私もiPhoneの睡眠管理アプリを使っており、枕元で充電しながら眠る習慣になっています。しかし、ブルーライトや脳の興奮の悪影響を理解して、寝室で長い時間スマホをいじらないようにしています。また、一定時刻になるとiPhoneが自動で「睡眠モード」になって通知が出なくなるように設定しています。

04

ブルーライトから逃げる

ブルーライトを発生させるもの

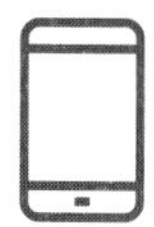

スマホ、タブレット、パソコン、LED、太陽など

**浴び続けると睡眠を促すメラトニン
というホルモンが抑制される**

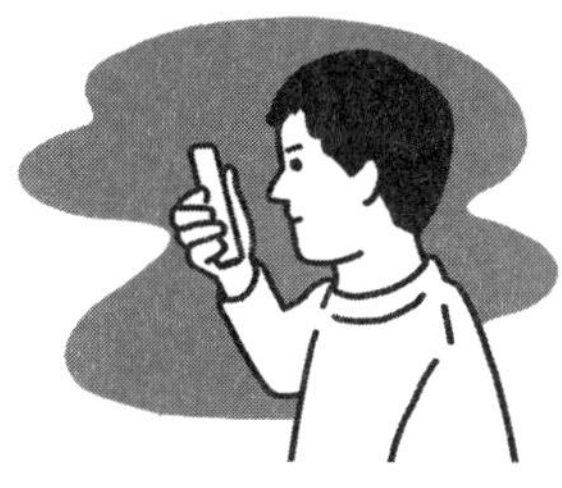

・近距離で画面を見ているとブルーライトの影響を受けやすい
・暗い部屋で明るい画面を見続けると脳が興奮する

05

寝落ち禁止！ 眠る環境を整える

私は、睡眠の重要性が年齢を重ねるほど大きくなっていると感じています。若いときは体力があるので、多少の寝不足や徹夜などをしてもカバーできてしまいます。しかし年齢が上がってくると、しっかり睡眠をとった日と寝不足の日のパフォーマンスの差が大きくなり、寝不足の日のポンコツ具合が目立つようになってきます。40代以上になったら、睡眠を最優先にする生活を目指すくらい、睡眠を大切にしてください。

睡眠の質を左右する要因には、眠る環境も非常に重要になります。まず**寝室の暗さ**。良質の睡眠をしっかりとるためには、寝室を真っ暗にして眠りましょう。眠るときは目を閉じているわけですが、目の網膜はちょっとした明かりも感知して睡眠の質に影響を与えます。

私の寝室にはベッドサイドテーブルがあり、スタンドが置いてあります。眠るときには消して真っ暗にするのですが、たまに消す前に寝落ちしてしまうことがあります。私は眠るときに睡眠の質がわかるApple Watchの「AutoSleep」というアプリを動作させているのですが、そんな日の睡眠スコアは「深い睡眠」「良質の睡眠」が大幅に減って、睡眠の質が悪いことがわかります。そして睡眠の質が悪かった日は、日中に眠気が出て集中力が上がりきらず、調子が出ないことが多いのです。

デジタル時計の液晶画面やテレビやオーディオ機器の電源ライトなど、微細な明かりもない、真っ暗な状態を作るようにすると、睡眠の質がグッと上がります。

眠る環境としてはカーテンや雨戸も重要です。雨戸がある場合はしっかり閉めて外からの光が入らないようにします。雨戸がない部屋の場合は遮光カーテンを使い、窓の外からの光が入らないようにすることが大切です。私が住む神奈川県では、夏場の一番陽が長い時期は、午前4時前には明るくなり始めます。太陽が昇ってくれば寝室は一気に明るくなってしまいますので、熟睡しにくくなります。雨戸や遮光カーテンでしっかり光を遮ることで、目覚めるときまでしっかり眠ることができるようになります。

光と同じくらい重要なのが**物音、ノイズ**です。寝室はできる限り無音の状態にしましょう。部屋の中の音、窓の外からの音を極力カットするようにします。音を出すような機器は寝室に置かないこと、道路からなるべく離れた場所を寝室にする工夫などをしましょう。私が今住んでいる家は近くに国道が走っていて、たまにバイクのノイズなどが聞こえます。そこで、夜中に目覚めないよう、私は耳栓をして寝るようにしています。

寝室の**温度調整**にも気を配りましょう。

パジャマや寝具を季節によって調整することで、快適な睡眠環境を作れます。暑い時期、寒い時期はエアコンも活用できますが、睡眠時はエアコンを弱めにして、できるだけパジャマや布団を活用して温度調整しましょう。エアコンは、夏は体を冷やしすぎ、冬は乾燥させることにより風邪を引きやすくさせます。また、Tシャツとスウェットパンツで眠るより、パジャマのほうが眠るために作られている分、身体各所への締めつけがなく快適です。なお、私は眠るときに下着をつけないほうが、肌に密着して汗をかく部位が減って快眠を得られやすいと感じています。

個人差もありますので、ぜひ最適な睡眠環境を追求してみてください。驚くほど快眠度がアップして、翌日のパフォーマンスが大きく違ってきますよ。

05

物理的に睡眠をコントロール

光をマネジメント

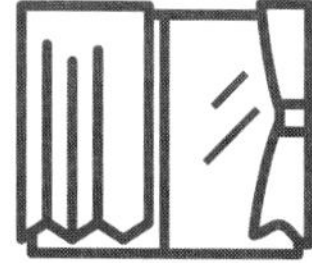

カーテンをきちんと閉める
（遮光カーテンがおすすめ）

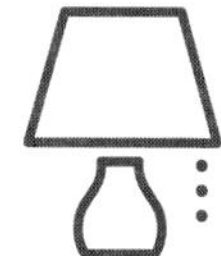

スタンドや蛍光灯を消す

音をマネジメント

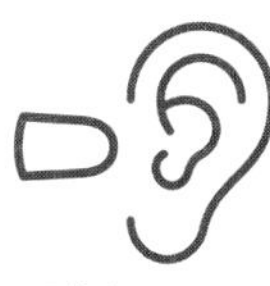

耳栓をつける

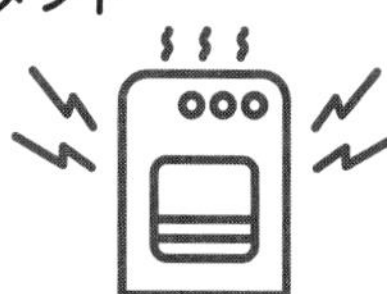

音を出す機械を置かない

温度をマネジメント

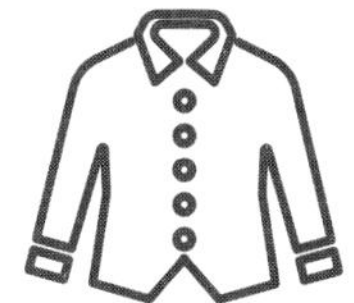

パジャマや布団で調整する

06 運動不足が老化と肥満を加速させ、集中力を落とす

あなたは最近若い頃に比べて疲れやすくなった、体力がなくなったと感じることがありませんか？　また、ここ数年の体重やウエスト周りの変化はどうでしょう。体重が増えてウエスト周りが太くなり、スーツやズボンがきつくなって買い替えたりしていませんか？もしこのように感じることが多いなら、あなたの運動習慣について考えてみる必要があります。

多くの人が「運動をするのは億劫だ、運動をすると疲れてしまう」と考えているかもしれませんが、それは大きな間違いです。**我々は運動すると疲れるのではなく、運動しないから疲れているのです。**

人間の身体は幼少期から成長期を迎え、大人の身体へと育っていきます。成長期の間は放っておいても身体は大きくなり、筋肉量も増えていきます。しかし20代半ばで成長期が終わると、ゆっくりと身体は加齢にともなって衰えていく段階へと移行します。

すべての人が老いていく道のりを歩むわけですが、老化のプロセスを遅らせて先延ばし

する方法がいくつかあります。

その代表的な方法が「日々の生活に運動習慣を取り入れる」ことです。

人間の筋肉量は25歳前後をピークに、加齢にともない徐々に減っていきます。

筋肉量が減ると、我々が生きているだけで消費する熱量である「基礎代謝」が落ちていきます。基礎代謝とは、人間が呼吸したり、眠ったり、仕事をしたりなど、日々生きているだけで消費するエネルギーです。心臓や肺、胃腸や脳などが働くことに使われており、日々消費する熱量の約60％を占めるものです。そして、筋肉が担う基礎代謝量は約20％と言われています。**基礎代謝が落ちるということは、同じ量の食事を食べても使われるエネルギーの量が減っているのですから、当然太りやすくなり、体重が増えやすくなります。**

また、基礎代謝とは別に身体を動かすときにも筋肉でエネルギーが消費されるのですが、加齢とともに筋肉が衰えていくと、そのエネルギー消費量も落ちてしまうのです。

筋肉量が減っているのに体重が増えれば、身体が重く感じて動くのが億劫になり、ますます身体を動かさなくなり、さらに太っていくという悪循環に陥ります。

多くの人が中高年になるに連れて肥満傾向になり、生活習慣病にかかりやすくなるのは、加齢によって筋肉量が減っているのに食べる量を減らさないためです。余った栄養が脂肪として蓄えられてしまうのです。

それでは筋肉量の減少に歯止めをかけるためにできることとは何でしょうか？　それこそが運動を習慣化することです。あなたの周囲にも、年齢を重ねても若々しくはつらつと活動している人がいるのではないでしょうか。日常的に運動を続けることで筋肉量が減らないように、むしろ増えるようにしていくことが可能です。

運動による効果は筋肉量だけではありません。日々運動することで血流が活発になり、新陳代謝が良くなり、細胞の老化を防ぐことができます。筋トレなどの無酸素運動を行うことで成長ホルモンが分泌され、体内の傷んだ箇所の修復が行われ、若返り効果が期待できます。ランニングやサイクリングなどの有酸素運動を行うと、脂肪燃焼効果があるほか、エンドルフィンという幸福感を得られるホルモンが分泌され、日々良い気分で過ごすことができるようになります。

運動不足は百害あって一利なし。ぜひ本書をキッカケに運動習慣を身につけてください。

06

年齢とともに太りやすくなる

年齢別基礎代謝量の平均値（kcal/日）

年齢（歳）	男性	女性
18～29	1530	1110
30～49	1530	1160
50～64	1480	1110
65～74	1400	1080
75以上	1280	1010

※厚生労働省策定「日本人の食事摂取基準（2020年度版）」より

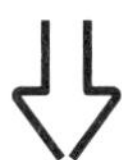

基礎代謝が減少する理由のひとつは
筋肉量の低下

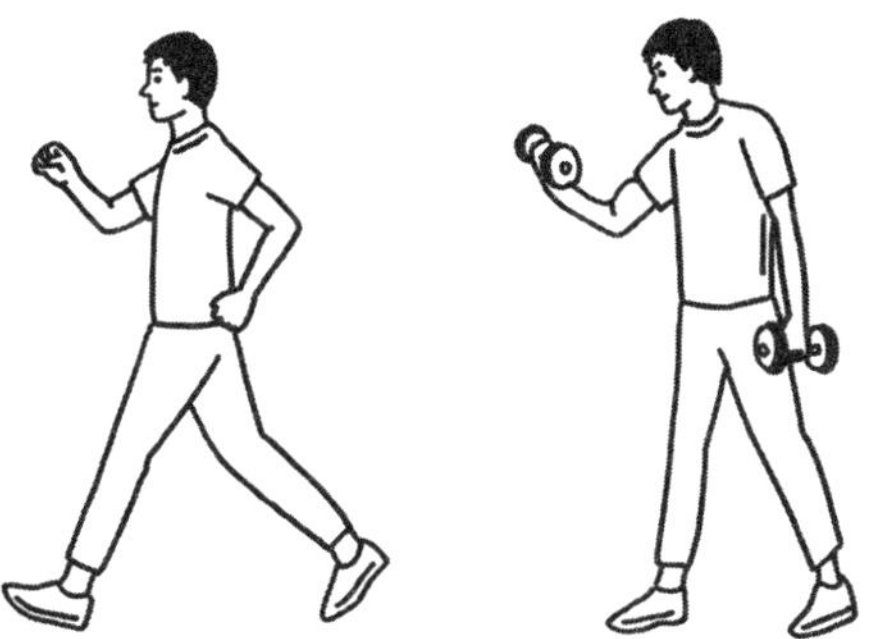

だから運動しよう!!

07 まずは歩く習慣から

運動の習慣は大切ですが、今まったく運動していない人がいきなり強度の高い運動にチャレンジしても続かないでしょう。まず意識するべきは歩くことです。

私自身20代後半に激太りをし、約10年間体重105キロの肥満体だったのでよくわかります。当時の私はとにかく何もかもが億劫で、動きたくない、歩きたくないと考えていました。ちょっとした移動でもすぐにタクシーを使い、エスカレーターやエレベーターを探し、極力階段を上ることを避けていました。自宅にいるときもいつもテレビの前で寝そべり、ほとんど動かない生活をしていたのです。このように歩かない生活を続けていると下半身の筋肉が落ち、さらに歩くのが億劫になります。

40代や50代の人はまだ実感がないかもしれませんが、お年寄りが寝たきりになる大きな要因のひとつが足腰の衰えで歩けなくなることです。**足腰はある日突然衰えるのではなく、歩かない日々の中でゆっくりと下半身の筋肉が落ち、太って重くなった上半身を支えるの**

がしんどくなり、さらに歩かなくなるという悪循環の中で進行していくのです。

高齢者になってから運動習慣を身につけようとしても体力的に難しくなります。今のうちにまずは歩く習慣を身につけることが大切です。1日1万歩程度歩くことを目指しましょう。

まずは自分が1日何歩程度歩いているかを知るために万歩計を購入することからスタートしましょう。私はApple Watchというスマートウォッチで毎日歩数を計測しています。でも、普通の万歩計でもまったく構いません。とにかく、毎日自分が何歩歩いたかを手帳やスマホのカレンダーアプリなどにメモするのです。

自分が毎日どれくらい歩いているかを把握したら、**まずは現状より20%くらい多く歩くように意識しましょう。** 1日にどの程度歩くかは、通勤のあるなし、電車で移動しているか車を使っているかによって大きく異なります。まずは自分の現状を把握してください。そしてゲーム感覚で歩数を増やしていくのです。

歩数を増やすポイントは2つあります。

1つは、日常の移動の中に敢えて徒歩での移動を作ることです。

例えば、自宅から駅までバスで移動している人は、徒歩移動に変更する。もし、移動距離が長くて全部を徒歩にできないのなら、バス停2つか3つ分を徒歩にしてみる。自宅からスーパーまで買い物に行くときに自転車で移動していたのを歩いてみる。いずれにしても歩数が足りない人は、今まで「歩くこと=面倒、億劫、ムダ」と捉えていたと思います。その概念を「歩くこと=健康、良いこと、自己投資、ゲーム」と書き換えていくことが大切です。私は駅の向こうのスーパーまで片道20分を、敢えてバスでも自転車でもなく徒歩で往復するようにしています。

そしてもう1つは、家やオフィスの中でこまめにちょこちょこと動くことです。オフィスでエレベーターを使わず階段で移動するとか、買い物に出るときにひとつ遠いコンビニまで行くとか。私はデスクで水を飲みながら執筆の仕事をしていますが、水が入ったポットは敢えてデスクには置かず、グラスが空になるたびにキッチンに行くようにしています。

今までは「いかに楽をして動かないか」と捉えていたのを「いかにちょこちょこ動いて歩数を稼ぐか」というゲームだと捉えることです。ゲーム感覚で取り組むと、ふと気づくと歩くことが面倒ではなく楽しくなっていることに気づくでしょう。

07

意識して歩くようにする

駅や買い物に行くときは歩く

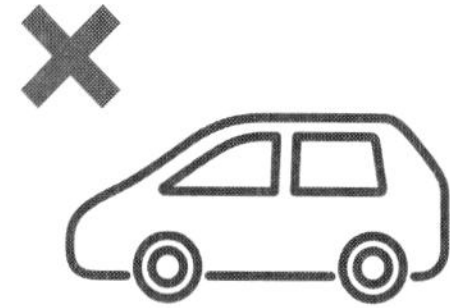

オフィスや家でチョコチョコ歩く

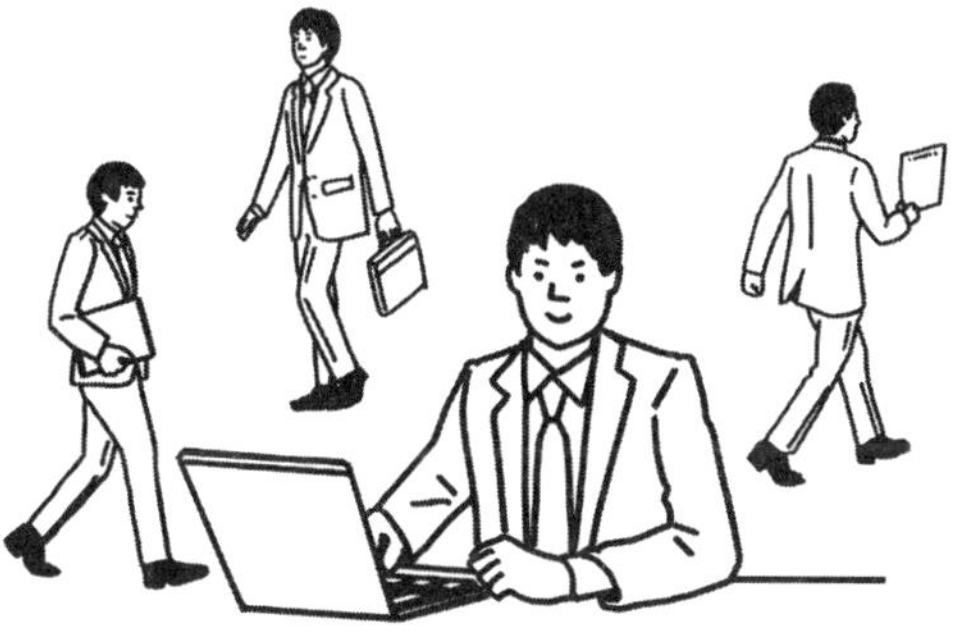

1日に何歩歩いているか確認しよう!!

目指すは 1万歩

2章 運動 ～運動しないから疲れる～

運動

08

1時間に1回は立って歩く

「エコノミークラス症候群」は、飛行機の狭い座席に長時間座りっぱなしでいることで、血液の流れが滞り血栓ができるなど、身体に重大な障害をもたらします。

今この文章を読んで、「自分は飛行機に乗らないから関係ない」と思ったあなた。実は飛行機に乗らない人でも、「長時間座りっぱなし生活」には重大なリスクがあることを知ってもらう必要があります。

そもそも日本人は世界1位の「座り大国」なのです。シドニー大学が行った調査によると、**世界20カ国平均では座っている時間が5時間なのに対し、日本人は7時間と圧倒的な差で1位となっています。**日本人が座っている時間が長い理由は、労働時間が長くデスクに座っている時間が長いとか、日本人は床に直接座る習慣があり、立ち上がるのが億劫で座りっぱなしになるなどと言われています。

実は、座っている時間が長いことも問題ですが、途中立ち上がらずにずっと座ったまま、つまり座りっぱなしの時間が長いことが一番健康に悪いとされています。さまざまな研究により、**座りっぱなしの時間が長くなると病気になるリスクが高まり、死亡に至るケースも多くなることがわかっています。**

仕事で午前中デスクにずっと座ったままとか、家で映画を観ていて2時間半ずっと座りっぱなしなど、立ち上がらない生活スタイルが習慣になっている人は要改善です。

現代の世の中は、身体を動かさなくても済むように、楽なほうへ、楽なほうへと進化してきました。歩いて移動すると大変だから自転車や自動車ができ、階段を昇るのが大変だからエスカレーターやエレベーターができました。

しかし生活が楽になって快適になった結果、我々は極端な運動不足の状態になり、ついには立ち上がりすらしない、座りっぱなしによる健康被害までが問題視されるようになったのです。

座りっぱなしでいると、下半身が動かない状態が続きます。

人間のふくらはぎは「第二の心臓」と言われるほど血流をつかさどる場所です。ふくらはぎに限らず太もも、お尻などは身体の中でも大きな筋肉が集中しており、全身の筋肉の

70％が下半身にあると言われています。下半身を長時間動かさないとポンプ作用が働かず血流が悪くなり、代謝が低下し、さまざまな病気の原因となるのです。

座りっぱなしのリスクを避けるためには、日ごろからちょこちょこ動く習慣を身につけることが大切です。**理想は30分に1回、最低でも1時間に1回は立ち上がり、1分程度歩くようにしましょう。**

私の仕事は執筆と講演、コンサルなどで、自宅を仕事場にしています。

執筆は当然座ってしますし、講演とコンサルもオンライン化してモニター越しに行うため座ったままの仕事が大半です。ですから座りっぱなしリスクの回避は強く意識して、最低でも1時間に一度は立ち上がって歩くようにしています。オンラインセミナーのときも、1時間に1回は休憩を入れて、参加者の皆さんも、そして私自身も立って動ける時間を確保しています。

数分間歩くだけで血流が良くなり、座りっぱなしのリスクが軽減されます。「面倒くさい」「億劫」と思わず、動くことが楽しいと感じられるよう、ゲーム感覚で取り組んでみてください。

08

座りっぱなしは万病の元

**座りっぱなしになると、
さまざまな病気になる可能性がある**

- 腰痛
- 血栓症（エコノミークラス症候群）
- 糖尿病
- 高血圧
- 椎間板ヘルニア
- 肥満
- 脳梗塞
- うつ病　など

ふくらはぎは第二の心臓

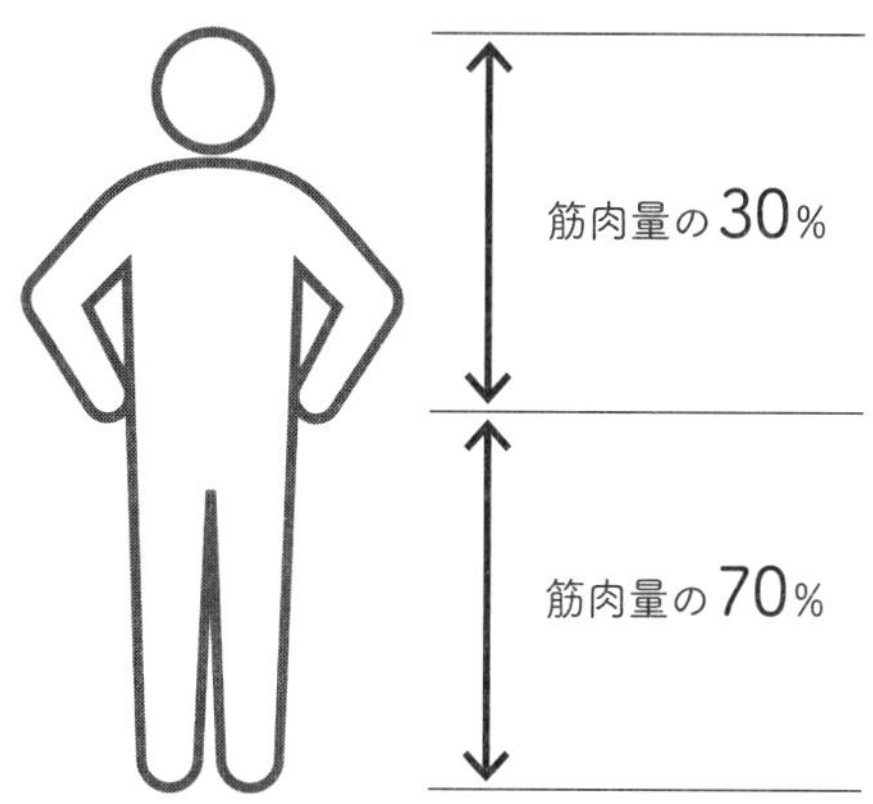

**下半身を動かさないと血流が悪くなり、
身体へのリスクが高まる**

09 72時間の法則

我々の身体は生まれてから成長し続ける時期を経て、25歳前後にピークを迎えます。その後、我々の身体を動かすのに必要な筋肉量は加齢とともに少しずつ落ちていくのです。筋肉量が落ちると、歩くスピードが遅くなり、重いものを持つのが辛くなり、椅子から立ち上がったり階段を昇ったりすることが億劫になっていきます。そして動くことが面倒になると、じわじわと活動量が減っていき、筋肉を動かす頻度が減るため、さらに筋肉量が落ちていくという悪循環に陥ります。

人間が年齢を重ねていくことは誰にも止められません。しかし、筋肉量が減っていくことを遅らせて、加齢を先送りしていくことは可能です。

筋肉量を増やすために有効な運動は筋トレです。筋トレを正しい方法で行えば、筋肉量を維持し、さらには増やしていくことが可能です。

私は筋トレも導入して太りにくく体質改善した結果、この本を執筆している53歳現在、

35歳のときよりもずっと活動的ですし、身体が老いていると感じることはまったくありません。駅の階段も1段抜かしで一番上まで駆け上がれますし、駅まで往復40分の道のりを歩くことに面倒くささはまったく感じません。

身体は何もしないと老いていきますが、正しいトレーニングを習慣化すれば、老いはずっと先のことになります。私より一回り以上年齢が上の先輩たちでも、筋トレと有酸素運動を正しい形で行っている人は、まったく年齢を感じさせないほど若々しく活動的です。

筋トレによって筋肉に負荷がかかると、筋繊維が傷つきます。筋繊維に傷がついて痛みが出るのが筋肉痛です。**損傷した筋肉は、自然治癒により回復していくのですが、そのときに傷つく前よりも太く強くなるのです。この身体の作用を「超回復」と呼びます。筋肉が超回復するのに必要な時間は、48～72時間と言われています。**

筋肉が以前より強く太くなったタイミングで、再び筋トレで負荷をかけることが大切です。せっかく超回復した筋肉を放置してしまうと、やがて筋肉は元に戻ってしまう、つまり超回復の効果がなくなってしまうのです。

筋トレというと「スポーツクラブでしよう」と考える人も多いでしょう。しかし、あなたはスポーツクラブに週何回通えますか？　**筋トレは習慣化が大切で、しかも48時間から72時間ごとに同じ筋肉に刺激を加え続けることが必要です。**スポーツクラブと契約しても週1回しか通えないのなら、効果はあまりありません。私がおすすめするのはスポーツクラブではなく、自宅や職場で「ちょっと筋トレ」から習慣化することです。

腕立て伏せや腹筋、スクワットなど自分の体重で行うトレーニングなら特別な器具がなくても始められますし、場所も選びません。最初は回数は少なめで良いので、YouTubeなどを参考にして正しいフォームを意識して、自重トレーニング（自分の体重を使ったトレーニング）を習慣化しましょう。

「腕立て伏せの日」→「腹筋の日」→「スクワットの日」とローテーションにすれば、3日に一度、つまり72時間おきに同じ部位をトレーニングすることができます。慣れてきたら少しずつ回数を増やすか、運動強度が高い方法を動画などで調べて取り組むと良いでしょう。理想は常に身体が軽い筋肉痛になっているくらいの状態ですが、習慣化のコツは「ちょっと物足りないくらいの強度で良いから、とにかく続けること」です。やったりやらなかったりだと習慣化はしにくいものです。ローテーションを組んで、毎日「ちょっと筋トレ」を習慣にしてください。

09

効果抜群「ちょっと筋トレ」

筋肉痛のあとは運動のチャンス

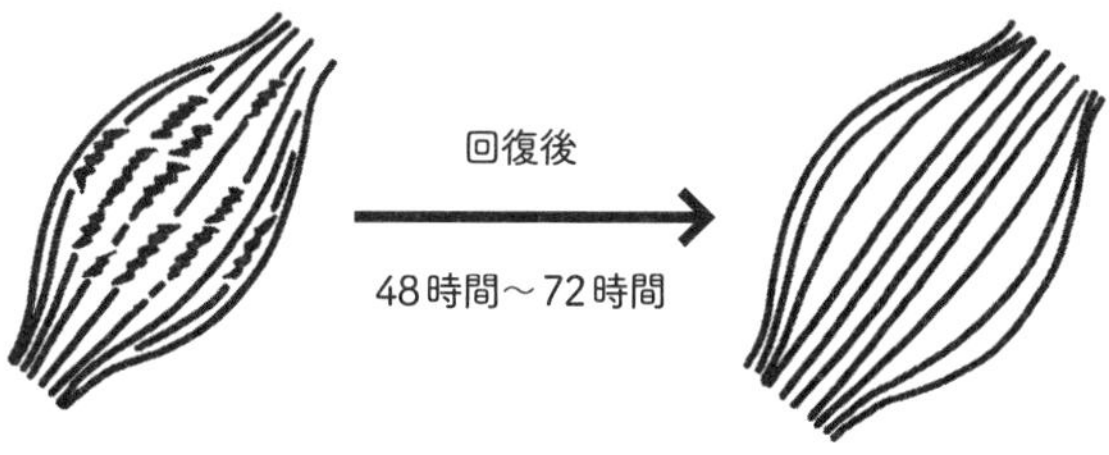

運動をやめると戻ってしまう

鍛える場所をローテーションする

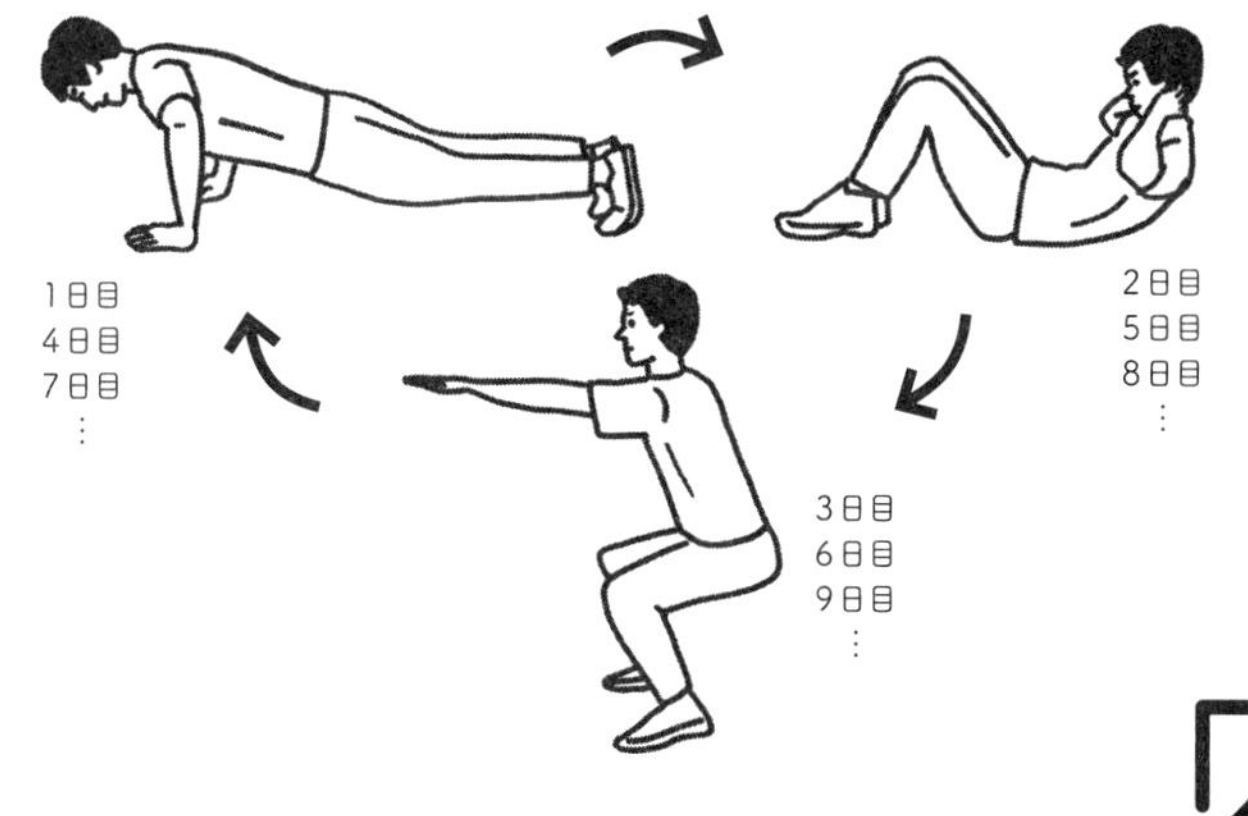

10 運動習慣はガジェットの力を借りる

習慣化の中でも運動の習慣を身につけるのは、もっとも難しいと言われています。筋トレをして筋肉痛になるのは慣れるまではイヤですし、ランニングをして呼吸がゼーゼーと乱れるのも最初は辛いです。つい億劫になって、運動をサボってしまうこともあるでしょう。

また、仕事が忙しかったり、ウォーキングしようと思ったら雨が降ってきたなど、環境や条件が整わない日もあります。私自身、運動したいと思っても終日会議室に缶詰の研修の仕事があったりすると、なかなかスムーズにできず苦労しました。

公私とも多忙な日々を送りつつ運動習慣を身につけるには、ガジェットの力を借りるのが一番だと私は考えています。

昨今さまざまなスマートウォッチが販売されています。**スマートウォッチは腕時計のような手首に巻く形状のガジェットで、我々の日々の活動量や睡眠の質などを計測し続けて**

くれる優れものです。

私自身さまざまな手首に巻くウェアラブルガジェットを試してきましたが、ここ6〜7年はApple Watchを使い続けています。Apple WatchはiPhoneとペアリングして使用するスマートウォッチです。したがって、iPhoneを利用していない人は単体で使うことができないので注意してください。

Apple Watchにはさまざまな便利な機能がありますが、活動量を管理する「アクティビティ」という機能が非常に便利です。

アクティビティには「ムーブ」「エクササイズ」「スタンド」「ワークアウト」の4つの機能があります。

「ムーブ」は、1日の消費カロリーを管理する機能で、運動はもちろん日常生活での活動も自動でチェックして、その日何キロカロリー消費したかを表示してくれます。

「エクササイズ」は、ウォーキングやランニングなどの運動をどれぐらい行ったかを自動で計測して、その日の運動時間を表示してくれます。

「スタンド」は、1時間に1回立ち上がって1分程度歩いているかをチェックしてくれます。

「ムーブ」「エクササイズ」「スタンド」の3つはApple WatchとiPhoneでリングの形で進捗が表示され、3つを達成することを「3つのリングを閉じる」と表現します。

「ワークアウト」はウォーキングやランニングなどの運動を始めるときにONにして終了したときにOFFにすることで、自発的なワークアウトを記録していくことができます。

アクティビティ機能の優れている点は、ゲーム感覚でリマインドがされることです。

1時間に一度も立ち上がらずデスクワークをしていると、毎時50分にApple Watchに「立ち上がって！」と通知が出ます。朝から昼近くまでほとんど動かずにいると、1日の活動の進捗が表示され、「運動しなさい」と煽られます。そして3つのリングすべてを閉じると、「全部できたね！　おめでとう」と褒めてもらえます。

私はすっかりApple Watchのアクティビティに頼りきりで、毎日必ず3つのリングを閉じるよう活動しています。

忙しいとつい運動は後回しになってしまいますので、ガジェットの力を借りて運動を習慣化しましょう。今回は、Apple Watchを紹介しましたが、皆さんも自分に合ったスマートウォッチを探してみてください。

10

スマートウォッチで運動を習慣化

スマートウォッチで運動を促す

睡眠管理や心拍数を
計ってくれる

コーチングをしてもらい、やる気を出す

運動してください！

1時間座りっぱなしです。

立ってください！

全部できましたね。

おめでとうございます！

11 現代の日本人のほとんどは「糖質中毒」

本書で何度か触れていますが、私は20代後半で激太りしてしまい、30代のほとんどの時期を体重105キロの肥満体として生きてきました。

40代以上の人が健康管理というときに、大半の人が「ダイエット」、つまり体重と体脂肪のコントロールのことを思い浮かべるのではないでしょうか。**厚生労働省の調査によると、40〜74歳では男性の約55％、女性の約17％がメタボリックシンドロームの疑いまたは予備軍となっています。**男性は半数以上の人が太り過ぎということです。

なぜ多くの人が、年齢が上がるとともに太ってしまうのでしょうか。その要因に、運動の章で説明した加齢による筋肉量の低下とともに、「糖質の摂り過ぎ」があります。現代の日本人の多くが、糖質の過剰摂取を毎日繰り返す「糖質中毒」と言っても過言ではありません。

糖質というとケーキや甘いジュースなどを思い浮かべるかもしれませんが、それだけではありません。糖質を多く含む食品として、「主食」と呼ばれるものがあげられます。ごはん、パン、うどん、そば、パスタ、ピザなど、米や小麦を使って作られる食品は糖質をたくさん含んでいます。また、野菜の中でも根菜類（じゃがいも、さつまいも、れんこん、かぼちゃなど）は糖質であるでんぷんが多く含まれます。我々は特に何も意識せずに食事をしていると、1日にかなりの量の糖質を摂取しているのです。

例として、太っていた頃の私の食生活を振り返ってみましょう。

朝食はオフィスの近所のコンビニで買って、デスクで食べていました。買うのはだいたいサンドウィッチとおにぎりを1個ずつ、それに野菜ジュースとカフェラテです。サンドウィッチにはパンが、おにぎりにはお米が、野菜ジュースとカフェラテにはたっぷり砂糖が入っていて、完全に糖質まみれです。

昼ごはんはオフィスの近くの定食屋さんや中華屋さんへ行きます。どんぶり飯の定食、もしくはラーメンと餃子やチャーハンのセットなどをたっぷり食べていました。ごはんもラーメンの麺も、餃子の皮もチャーハンも糖質です。

ランチのあとはコンビニでエナジードリンクを買って飲み、午後の会議のあとにはオフィスに置いてあるチョコレートやスナック菓子で糖質をさらに摂取。

帰宅後はビールと夕食です。ビールにも多くの糖質が含まれ、夕食でまたごはんを食べて糖質にトドメ。

誇張ではなく、実際に当時の私は1日中無意識に糖質を摂りまくっていました。しかも、当時は栄養に関する知識も興味もなかったので、美味しければそれで良いと、気の赴くままに食べていたのです。

糖質は我々が生きていく上で必要な栄養素ではあります。しかし、我々の身体は糖質をどっさり摂取するようにできていません。

我々のご先祖は原始時代から、常に飢餓と闘ってきました。そんな中、糖質はすぐにエネルギーに変わる貴重なものでした。**我々の身体は糖質を蓄え、飢餓に備えるようになっています。しかし、毎日過剰な糖質が入ると、我々の身体は糖質を使いきることができず、脂肪として身体に蓄えてしまいます。**「いざというとき」、つまり飢餓に備える仕組みが働くわけですが、現代の日本では飢えることはなく、どんどん脂肪は蓄積されるばかり。糖質の過剰摂取がメタボを招き、さまざまな生活習慣病の原因となります。糖質を減らしていく習慣こそが、食の習慣でもっとも大切なことなのです。

11

糖質は至るところに潜んでいる

主食は糖質だらけ

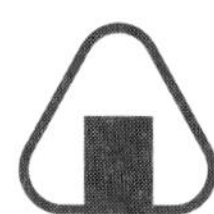
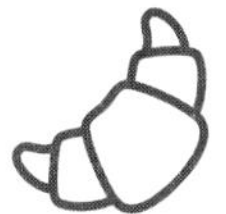
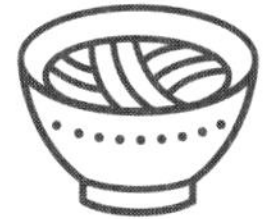

ごはん、パン、そば、うどん、
ラーメン、ピザ、パスタなど、
米や小麦が原料の食品に多く含まれている

そのほかの糖質が多い食品

- 根菜類や一部野菜
（イモ類、れんこん、
かぼちゃ、トウモロコシ、
ゆり根など）
- お菓子
- ビール、発泡酒　など

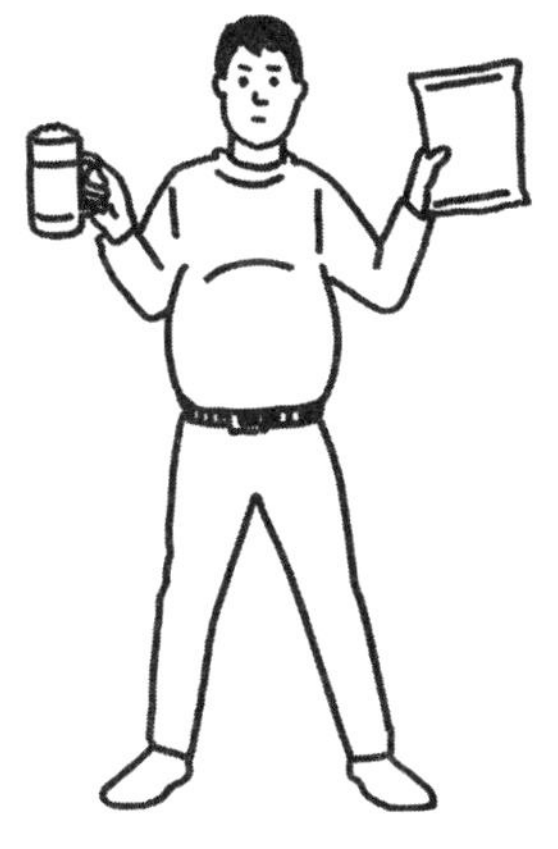

12

シュガーレスの落とし穴

日々の食事・栄養の改善の最初のステップとして取り組んで欲しいのが、前の項で書いたとおり「糖質中毒」からの脱却です。それに加えて、睡眠の項目でも書いたとおり、カフェインの過剰摂取を改善することです。

砂糖が入った甘いコーヒー、紅茶類、コーラやエナジードリンクを飲むことを毎日の習慣としている人は、これらをやめることから始めましょう。**カフェインも糖質も依存性があり、毎日たくさん飲んでいると、もっと飲みたくなる性質があります。**そして依存性がある飲み物を売れば定期的に買ってもらえるため、飲料メーカーはカフェインや砂糖が入った飲み物を積極的に作ることをやめません。買う側からすると、「飲むと美味しくて気分が良くなるから」と思っているわけですが、実は砂糖とカフェインに依存していて、「飲まずにはいられない」身体になっているのです。

アルコールにも同じことが言えるのですが、アルコールは朝や仕事中に飲む人はいないので、まずはカフェインと砂糖を減らすことにフォーカスします。

カフェインが入っていなくても要注意なのが甘い飲み物です。一見身体に良さそうな野菜ジュースにもたっぷり砂糖が入っています。しかも野菜に含まれているビタミンやミネラルは加工の段階で失われてしまっており、結局は普通のジュースを飲んでいるのと変わりません。

またこれも身体に良さそうなスポーツドリンクにも、大量の砂糖が含まれています。

人工甘味料を使った「シュガーレス」「シュガーフリー」の飲み物も要注意です。**人工甘味料を使った飲み物を飲むと、脳は甘味を感知して「糖質が入ってくる」と誤った認識をします。しかし実際には糖質は身体に入ってこないため、身体が糖質を求めて欲求不満状態に陥り、さらに甘いものを求めるようになってしまうのです。**

いずれにしても、毎日甘いものを飲まずにはいられないのは、あなたの体質や思考ではなく、糖質中毒が招いている依存症状だと捉えてください。

甘いジュースやカフェイン入りドリンクの代わりに何を飲むと良いかというと、ずばり水です。コンビニでペットボトル入りのお茶を買う習慣がある人は、それを水に変えることから始めましょう。コーラやエナジードリンクなどの刺激が欲しい人は炭酸水に置き換えます。炭酸水に置き換える場合の注意点は、フレーバー入りのものではなく、プレーンの炭酸水を選ぶこと。ミネラルウォーターもフレーバー入りのものが出ていますが、味つけに砂糖が使われているのでプレーンを選ばないと意味がありません。

私は仕事中、いつも水か白湯を飲んでいます。食事のときは炭酸水を飲みます。外出時に打ち合わせやノマド仕事でカフェに入るときは、カフェインレスコーヒーを置いているお店、例えばスターバックスなどを選んで入るようにしています。スターバックスが近くにない場合は、紅茶を頼みティーバッグを別にしてもらうようにお願いして、ティーバッグは入れずに白湯として飲みます。長い時間出かけるときは、自宅で水を水筒に入れて持ち歩くようにしています。

実践してみるとわかるのですが、街中でカフェインも砂糖もアルコールも入っていない飲み物を探すのはかなり大変です。であれば自宅の浄水ポットでろ過した水を水筒に入れて持ち歩くほうが効率的ですし、コスパも圧倒的に良くなります。

糖質依存からの離脱は数日でできるそうなので、ちょっとの我慢をしてみませんか。

12

砂糖の入った飲み物を控える

砂糖の摂り過ぎに注意、甘いものを飲み過ぎると依存症になることも

	糖質量（グラム）	角砂糖換算（個）
炭酸飲料（500ml）	約50～60	約15～18
缶コーヒー（190ml）	約4～15	約1～5
スポーツドリンク（500ml）	約20～30	約6～9

※目安です

甘くないものやカフェインが入っていないものに変える

×
○
WATER
ジュース、
エナジードリンク、
缶コーヒーなど
水、炭酸水、
カフェインレスコーヒー
など

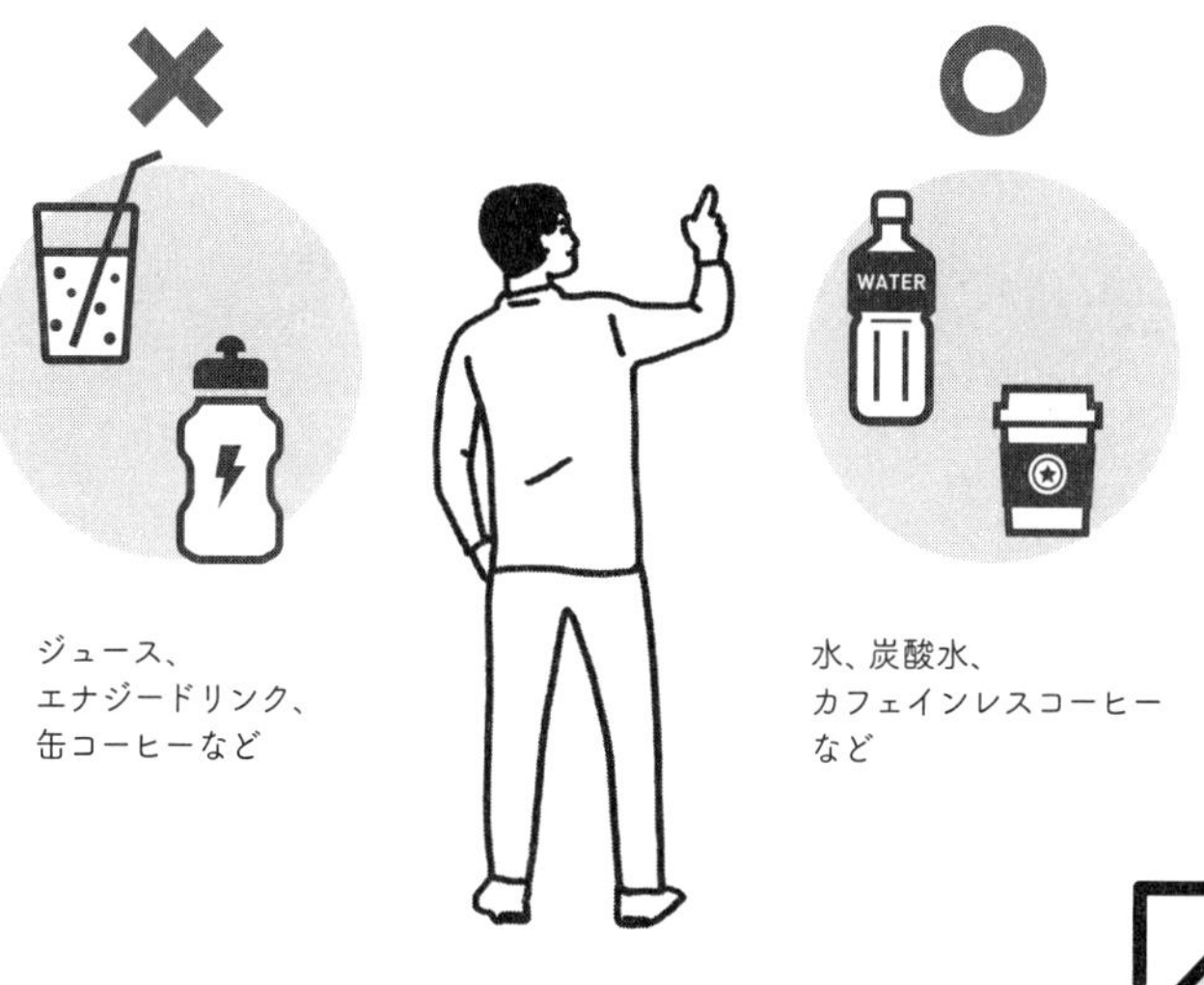

13 肥満のゴールデンタイム

同じ食事をしても、食べる時間によって太りやすくなることをご存知ですか？

多くの日本人が夕食を一番メインの食事と捉えていると思います。朝食、昼食、夕食と順を追って量も品数も多くなるスタイルですね。朝は慌ただしいから軽くして、お昼休みに朝よりはしっかり、そして仕事が終わったあとの夕食はゆっくりと、たっぷりと。

1日が終わったあとに、疲れを癒やす意味でも美味しい食事をたっぷり摂るのは嬉しいことですよね。

しかし、健康習慣という意味では、このスタイルは必ずしも推奨されません。なぜなら、多くの人は夕食のあとは激しく身体を動かさず、くつろいでお風呂に入って、眠るだけだからです。たっぷりの食事をして脂質や糖質をたくさん身体に入れると、そのエネルギーは消費されることなく身体に蓄えられやすいのです。

特に糖質を含むものをたくさん食べることは要注意です。前の項でも説明した、ごはん、パン、うどん、そば、パスタなどの主食やイモ類などの根菜類、そしてお菓子やジュースなどがそれにあたります。

身体に入った糖質はグリコーゲンという物質に変わり、身体を動かすときのエネルギーとしてすぐに使える状態になります。しかし**我々は夜、ほとんど活動しないので、グリコーゲンは余ってしまうのです。**使われないグリコーゲンは肝臓で脂肪酸に変わり、体脂肪となって蓄えられます。つまり、夜にたくさん糖質を摂取すると太りやすくなるのです。

また、眠る直前の食事は、睡眠の質を下げるという意味でもおすすめできません。**食べ物が入ってくると胃はせっせと消化するために働き続けます。眠っていても身体は働く状態が続き休まらないため、睡眠の質が下がってしまいます。**

1日3食食べる人は、朝食と昼食をしっかり摂り、夕食は軽めにしましょう。そして夕食を食べ終えるのは眠る4時間前が理想的、遅くても3時間前には終えたいものです。

残業などで夕食を食べる時間が遅くなる場合は夕方にオフィスで軽く食事をし、帰宅後はサラダだけにするなど分散させ、深夜にたくさん食べない工夫をします。

太る食べ方も知っておきましょう。

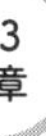

「油は太る」と思っている人が多いかもしれませんが、実は油は単体では太りません。**油と糖質、油とたんぱく質を同時に摂取すると太りやすくなるのです。**

したがって、飲んだあとの夜中に〆のラーメン、しかもチャーシュー麺のような食べ方はもっとも太りやすく、しかも胃腸にも負担をかけます。

カツカレーや唐揚げ定食、ラーメンとチャーハンのような脂質と糖質、たんぱく質を同時に摂る食事をどうしても食べたいときはランチにして、その日の夜は軽めにすることをオススメします。

私自身太っていた頃は、深夜まで残業すると自宅近くのコンビニで唐揚げ弁当を買い、ビールで流し込んですぐに眠るような生活をしていました。今思えば太って当然の生活だったのです。

今でも揚げ物は大好きですが、自宅では食べず、たまに食べたいときは外食で、しかもお昼に食べるようにしています。

夜、特に深夜は肥満のゴールデンタイムと心得ましょう。

13

太りにくい食べ方

朝と昼はしっかりと、夜は軽く

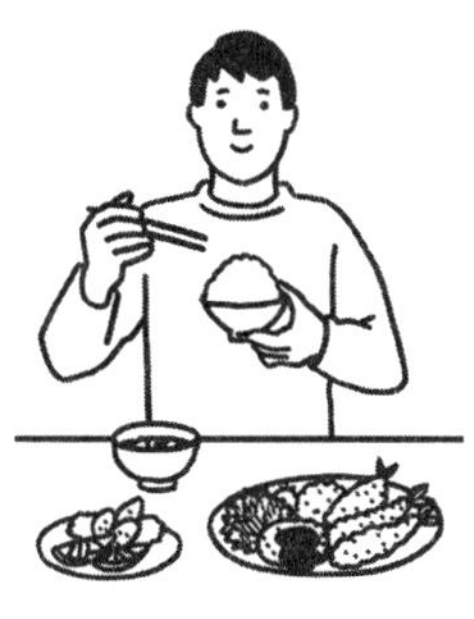

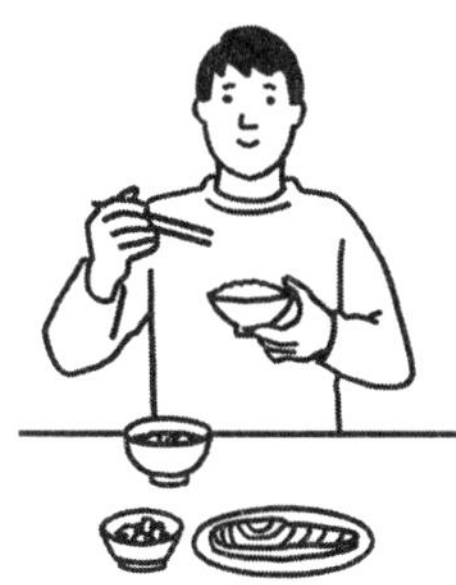

昼食後は仕事や買い物など活動をするが、夕食後は活動が少ないので量を減らす

夜の「脂質＋糖質、タンパク質」はメタボへの道

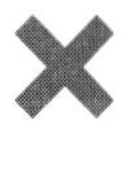

ハンバーガー

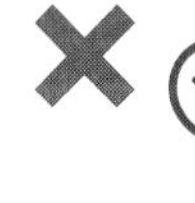

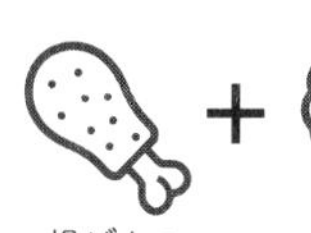

揚げもの ＋

ライス

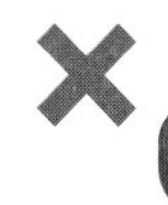

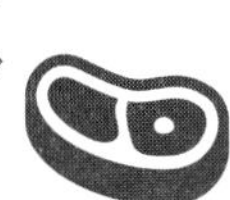

しもふりステーキ ＋

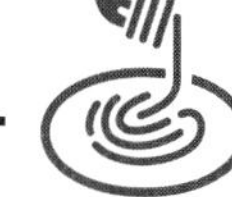

パスタ

14 太る人はなんとなく惰性で食べている

あなたは1日に何回食事をしていますか？　1日3回、または2回という人が多いと思いますが、食事のとき以外にも食べている人が意外と多いのです。仕事をしながらデスクでお菓子をつまんだり、休憩時間にエナジードリンクを飲んだり、自宅で動画を見ながらスナック菓子を食べたり。

「レコーディングダイエット」という手法をご存知でしょうか。レコーディングダイエットは、口にしたものをすべて記録していくダイエット方法です。私自身27キロのダイエットに成功した際は、レコーディングダイエットをとり入れていました。

レコーディングダイエットのポイントは「口にしたもの『すべて』を記録する」ことです。3食の食事だけではなく、お菓子類やジュース類などの間食も漏らさず記録することが大切です。

太っている人の大半は、たくさんの間食をしています。昼ごはんに定食を食べたあとコンビニに立ち寄って菓子パンを追加で食べたり、ジュースを飲んだり、仕事中もチョコレートやスナック菓子を食べ続けたり、夜も食事のあとにポテトチップスやアイスクリームなどに手を伸ばしたり。こういった「食事ではない食べ物や飲み物」もすべて記録するわけです。

私自身もそうでしたが、記録し始めるとまず、「こんなにいろいろ食べているか」と驚くことになります。さらに言うと、無意識に食べたり飲んだりしていて、うっかり記録を忘れてしまいそうになることも多いのです。そう、太っている人は意識せず、習慣で、惰性で間食しているのです。

太っていた頃、私は自宅の冷蔵庫にいつもビールが入っていました。ビールはケースで買ってたっぷり冷やしてあり、毎晩仕事を終えて帰宅すると、まず最初に開ける習慣になっていたのです。ビールだけではなく、ポテトチップスや柿ピー、チョコレートなどのお菓子類も週末に買い置きして、夕食のあとにテレビを観ながらそれらをつまんでいました。習慣になっていると、「今からお菓子を食べるんだぞ」という意識もなく、特に食べたいとも思っていないのになんとなく惰性で続けていたのです。

今、私の家にはビールもお菓子類も一切ストックをしていません。たまにお菓子が食べたくなったら、近所のコンビニまで買いに行き、その日に食べきれる分だけを買います。ビールも同様で、飲みたくなったときに買いに行くか、もしくは飲食店に行ってビールを注文するようにしています。ストックがないと、無意識に食べるということはできなくなります。

私はかつ丼のような高カロリーの食べ物や、ハンバーガーなどのファストフードも、スナック菓子類も大好きです。ただし今は、**高カロリーのものを食べるときに、「今から思う存分食べるぞ」と気合いを入れて、意識して食べるようにしています**。高カロリーのもの、ジャンクフードと呼ばれるものは「惰性」で食べず、「イベント化」して、思う存分食べるのです。そして、それ以外の日は身体作りになるようなたんぱく質とビタミン・ミネラルをたっぷり摂れる食事を心がけています。つまり、オンとオフのメリハリをはっきりさせているのです。

無意識に食べない、惰性で食べないことを習慣化することが、痩せる習慣の第一歩となるのです。

14

レコーディングダイエット

食べたものを記録する

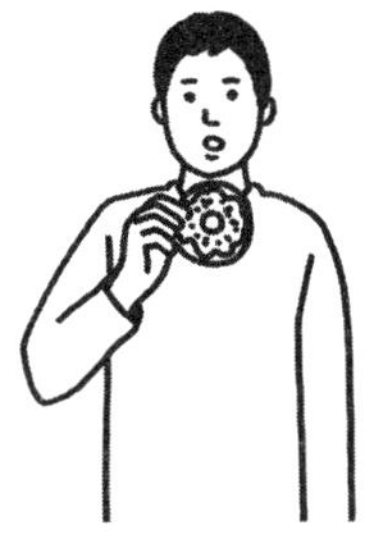

間食したら

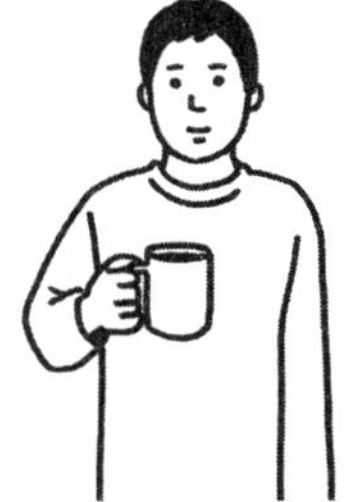

飲んだら

⇩

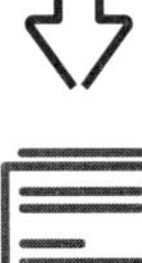

記録する

太っている人は間食が多い
食べたものを「見える化」することで、
どれだけの量を食べているかを認識する

惰性で食べないようにする

15 甘いものを食べるから疲れる

あなたは会議などで疲れたときに甘いものが欲しくなったことはありませんか？　また、ハイキングやトレッキングなどで長い距離を歩いたあとに、チョコレートやおまんじゅうなどがいつもより美味しく感じたことがありませんか？

疲れているけど、もうひと頑張りが必要なときに、甘いものを摂るという人は多いでしょう。しかし、たまにならまだしも、疲れたときに甘いものに手を伸ばすことが習慣になっているのは、身体にも心にも良くありません。

なぜなら、甘いものを食べると一瞬元気になったように感じますが、そのあとで「もっと疲れる」状態になってしまうからです。これこそまさに「糖質中毒」、糖質への依存です。

空腹のときにお菓子やエナジードリンクなどの糖質の塊を身体に入れると、一気に血糖値が上がります。**一気に血糖値が上がると、脳が快楽ホルモンのひとつであるドーパミンを分泌するので、私たちは幸せと快感を得ます。そのため「美味しい！」「気分がスッキ**

りする」ような気がします。

一方で大量の糖質が一気に身体に入ると、インスリンというホルモンが分泌されて血糖値を下げようとします。インスリンが出ないと血液中に糖が流れ込んでしまい、血管や臓器を傷つけてしまうからです。インスリンが分泌されて血糖値が急降下すると、低血糖状態になります。低血糖状態になったとき、我々は強い倦怠感や耐え難い眠気、めまい、情緒不安定、イライラ、心の落ち込みなど、身体と心に影響を受けます。すると「もう一度良い気分になりたい」という気持ちになり、また糖質を求めるようになります。

つまり、疲れたときに甘いものを食べる習慣は、体調とメンタルを不安定にする要因となるのです。長い目で見れば糖尿病のリスクを高めることにもなります。

これは甘いものだけではなく、ごはんやうどん、ラーメンなど糖質中心の食品を大量に食べたときにも同じことがいえます。ランチでたっぷりごはんやラーメンなどを食べたあとの午後の会議が眠くて仕方がないというのは、血糖値の急上昇のあとの急降下による低血糖状態が招いているのです。

会議やデスクワークでの疲れは肉体が消耗している疲れではなく、身体を動かさないことにより血流が悪くなって身体が不活性になるため起こる疲労です。会議で疲れたときには、軽い運動をして身体をほぐすほうがよっぽど疲れがとれます。

おなかが空いて何か間食するとしたら、コンビニで買えるものでは、ゆで卵、サラダチキン、チーズ、素焼きのナッツなど高たんぱくで低糖質なものがオススメです。

私自身も知識がなかった会社員時代は会議のあとに「脳がシュガーを欲している」などと冗談っぽく言いながら、甘いものをパクパク食べていました。しかし今では自宅に甘いものは一切買い置きしなくなりました。

本の原稿を書くなど執筆は座り仕事です。50分ほど続けて執筆をしたら、立ち上がって2~3分歩いて身体をほぐすようにしています。また、午前と午後の間に筋トレとランニングの時間を設定しており、その時間にしっかり運動をするようにしています。この習慣により夕方まで消耗することなく仕事ができ、夜もぐっすり眠れて翌朝に疲れが残ることはありません。

糖質依存は身体を老化させる元凶のひとつです。「疲れたら甘いもの」ではなく「疲れたら運動」に習慣を切り替えましょう。疲れたときに甘いものを食べても、根本的に疲れがとれて回復することはないのです。

15

甘いものを食べても疲れはとれない

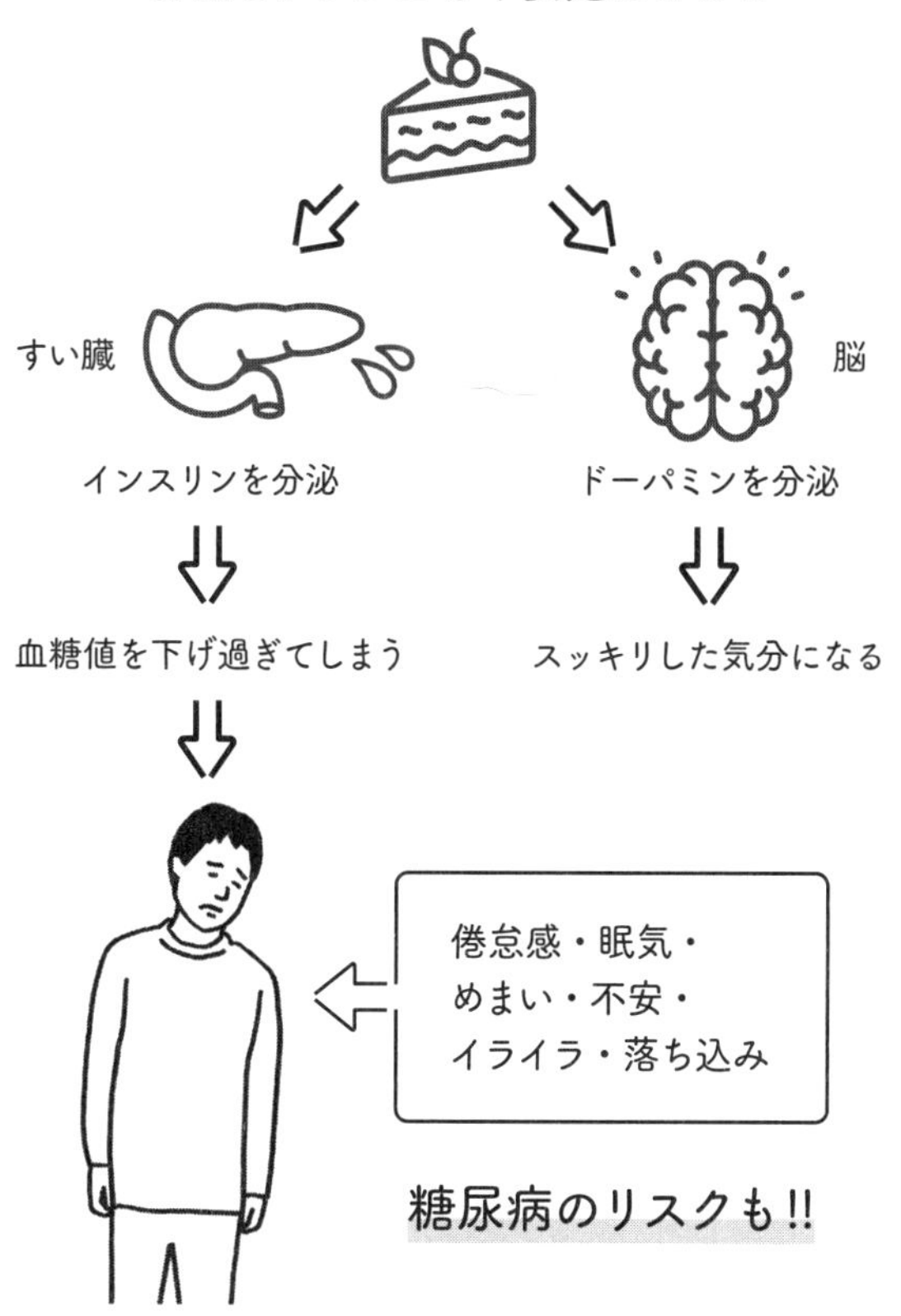

メンタル

16

ストレスは「発散」してはいけない

あなたは日々のストレスをどうやって解消していますか？　お笑い番組を見る？　カラオケで歌う？　それともひたすら寝る？　溜まったストレスを解消することは確かに大切です。

しかし、「ストレスが溜まる ↓ 発散する」という行動パターン自体が危険な図式であることを理解してください。

溜まっていくストレスをたまに発散して「なかったことにする」のは、本当の意味でのストレス「解消」にはなっていません。

どんなにカラオケで熱唱しようと寝倒そうと、ストレスの根本原因がなくならない限り、またストレスは溜まり続けます。**週末にストレスを発散したと本人は思っていても、根本的な原因を取り除いていない場合には、表面的に解消した「つもり」になっているだけのケースが多いのです。**

例えば、ソリが合わない上司の下で働いていたら、週末にストレスを発散しても月曜日になって出勤すれば、再びストレスの猛威に晒されることになるのです。

日本人は「耐えて忍ぶ」ことが美しいこと・良いこととする風潮がありますが、ストレスが溜まり続けると、身体やメンタルに大きな影響が出てきます。ですから、**少しでも心身に変調を感じるなら、そのストレスの根本的な原因を取り除かなくてはなりません。**

身体の病気ももちろん怖いですが、過剰なストレスに晒され続けることで「うつ」などの心の病気になることは、なんとか避けたいものです。

現代人は良くも悪くもストレスに対して一定の耐性ができてしまっていて、自分では気づかないうちに危険なレベルのストレスを抱えていることが多いのです。

しかも日本人は真面目に我慢強く働く傾向にあるので、心が壊れてしまうまでやり続けることがあります。身体もですが、心も一度壊れてしまうと治るまでに長い時間がかかります。その間本人もとても辛い想いをしますし、家族や周囲の人たちも大変な時期を過ごすことになります。

眠れない、食欲がない、動悸が激しい、汗の出方がおかしい、腹痛が多いなどのサインが出るようになってきたら要注意です。

仕事上のストレスの多くは職場の人間関係と言われます。上司との人間関係に原因があるようなら配置転換を申し出るなり、転職するなりして環境を変えることが大切です。長時間の残業が常態化しているなど、職場環境がブラックな場合も同様です。一時的な繁忙期ならまだしも、日常的に深夜まで残ることが当たり前になっている場合、上司なり経営陣なりが「それが当然」と考えている可能性が高いのです。

上司も経営陣も、あなたが健康を害するまで働いたとしても、最終的にあなたの「命」の責任はとってくれません。

家庭に問題がある場合も相手から離れる必要があります。家庭内暴力はもちろん、不協和音が続く環境ならばその状態を黙認しているべきではありません。

強いストレスは「発散」ではなく根本原因の「解消」を目指す勇気を持ってください。あなたのメンタルはあなた自身しか守ることができないのですから。

16

ストレスは根本から取り除く

一時的に発散しても解決はしない

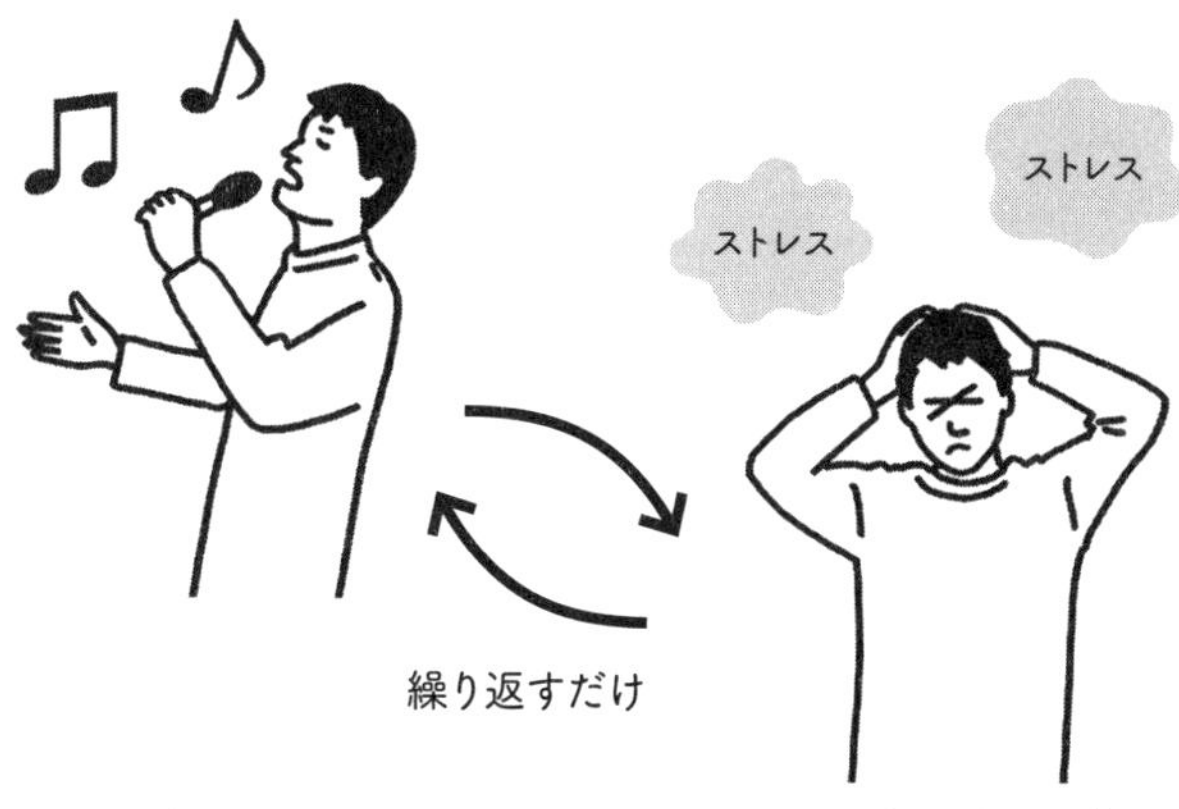

ストレスに晒されていることに気づかず
心の病気になってから自覚する場合もある

眠れない	食欲がない	のぼせる
動悸がする	集中力がない	腰痛が続く

こんな症状があるなら注意

17 「考えるな、感じろ」の深い意味

「考えるな、感じろ」という言葉があります。

もともとはブルース・リー氏主演の映画『燃えよドラゴン』の中に出てくるセリフですが、映画公開から50年経っても名言としてあちこちで使われていますね。実はこの言葉はメンタルを守るために重要な意味を持っていると言ったら驚くでしょうか。


我々の「メンタル」は大別すると「思考」と「感情」に分類されています。


思考とは「頭で考えること」を指します。論理的、合理的、理性的に考えることで、「大脳新皮質」と呼ばれる部位がその役割を果たすと言われています。

人類が他の哺乳類よりも進化したのは、この大脳新皮質が大きく発達したおかげだとされており、脳の重量も他の動物よりずっと重くなっています。思考は、人類が動物から進化した結果獲得した機能です。

一方で感情とは、「心で感じること」です。感性、直感、フィーリングなど心に浮かんでくることで、思考と違って論理性はありません。これは、人類が動物のときから持って

いる古い脳の「大脳辺縁系」の働きと言われています。
感情は本能的なもので、「快・不快」に基づいており、多くの動物が持っています。

我々が高度な文明を築いたり、組織で目的を果たすために仕事をしたりするためには、論理的思考が欠かせません。そして人類は、原始的な感情を思考でコントロールすることで無駄な争いを避け、文明を発展させる方向に進化し続けてきました（残念なことに一部の地域で今も戦争が起こってはいますが）。

このように思考は我々が社会生活を営んで人間として生きていくために必要不可欠なものですが、思考ばかりが優先される社会では、感情が置き去りにされる傾向が強まります。

例えば、月曜日の朝、目が覚めたら土砂降りだったとします。ただでさえ気が重い休み明けなのに大雨だったら、多くの人は「会社に行きたくないな」と感じるのではないでしょうか。しかし実際に会社を休む人はほとんどいないでしょう。たとえ感情が「イヤだ、行きたくない」と「不快」のメッセージを発したとしても、合理的に考えて「会社に行って自分の責任を果たそう」と感情をコントロールして出勤の選択をするのです。

確かに本能的な感情を、より高度な思考で制御することは、人間が持っている正しい機能ではあります。しかし「イヤだ、行きたくない」という心が発するメッセージは「本音」であって、なくすことはできません。ところが**我々は往々にして本音の感情を「なかったこと」にしようとします。**毎日「会社に行きたくない」と思っても、「どうせ行かなきゃいけないのなら『イヤだ』と感じても無駄だ。なかったことにしよう」という流れです。

多くの現代人がこのようにして自分の感情にフタをして封印してしまうのです。ところが感情にフタをすると、イヤなこと、不快なことだけでなく、楽しいこと、嬉しいこと、快感も一緒に押さえ込んでしまうことになります。「快」も「不快」も感情であって、それを分類してジャッジしているのは我々自身です。感情を封印し続けると我々は無感覚に陥り、やりたいことがわからない、何をしても楽しくないという状態になります。さらに**押さえ込んだつもりの感情は心の奥でどんどん溜まって腐敗していき、やがて制御ができなくなり、「うつ」という形で暴発するのです。**

どんな感情もあって良い。そして感情は押さえ込んではいけない。だからこそ「考えるな、感じろ」なのです。**感情はあって良いし、出しても良いのです。**人に迷惑をかけるような感情の暴発はいけませんが、自分の感情をしっかり感じる習慣を持ちたいものです。

17

思考に支配され過ぎない

思考は人間が生きるために獲得した能力

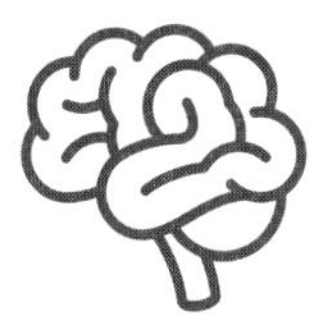

論理的　合理的　理性的

思考と感情の両輪で行動する

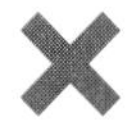

（大）思考 ＋ （小）感情 ⇩ 行動

思考で感情を抑え込んで行動すると「心の病気になりやすい」

○

（中）思考 ＋ （中）感情 ⇩ 行動

メンタル 18

心と身体はつながっている

私たちは「心は心」「身体は身体」と分けて捉えがちですが、心と身体は深くつながっていて分けて考えることはできません。気分が落ち込みがちなときや、イライラするとき、感情のアップダウンが激しいときには、睡眠、運動、食事など身体の習慣が乱れていることが多いのです。1章〜3章でも述べましたが、改めて見直していきましょう。

まず、睡眠不足が我々のメンタルに与える影響は大きく、仕事のパフォーマンスの悪化も招いてしまいます。**睡眠が足りない状態だと意識に膜がかかったようになり、イライラして人の話をしっかり聞けなくなったり、読んでいる文章が頭に入らなくなったりします。**そのような状況だと、重大な判断ミスを犯してしまうことも出てくるでしょう。

睡眠不足だと、目を覚まして起きていること自体にストレスを感じる状態になります。ストレスが強くなると自律神経が乱れ、ホルモンバランスが崩れ、落ち込みやすくイライラし、長期にわたるとうつにもつながっていきます。

運動の不足もメンタルに悪影響を及ぼします。定期的に運動をする習慣がある人と運動する習慣がない人では、ストレスに対する耐性が大きく異なります。**筋トレや有酸素運動を行うと、エンドルフィンという快楽物質が分泌され、全身の血流も良くなることから、気持ちがリフレッシュされます。**

さらに朝や日中に屋外で運動をして太陽の光を浴びることで、幸福ホルモンのひとつセロトニンが分泌されます。セロトニンは気持ちの充実、静かな幸福をもたらすホルモンで、夜になると代謝されてメラトニンという睡眠を促すホルモンが分泌され睡眠の質を上げてくれます。

また運動をすると身体が疲れるので深くぐっすり眠れるようになるのです。深く良質の睡眠をとることで成長ホルモンが大量に分泌され、気持ちがスッキリして爽やかに目覚めることができるようになります。

このように定期的に運動することでメンタルに良い効果が得られるのですが、現代に生きる我々は正反対の生活をしてしまいがちです。

さらに**食生活の乱れ、特に糖質の摂り過ぎもメンタルに悪影響を及ぼします。**

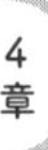

情緒不安定、イライラ、ヒステリー、気持ちの落ち込み、集中できない、食後に襲ってくる耐え難い眠気などが代表的なものです。

糖質を食べて血糖値が急上昇すると、脳がドーパミンやセロトニンなどの快楽物質を分泌します。そのため我々は糖質を勢いよく摂ると気分が高揚したり、スッキリした気持ちになったりするのです。しかしその後、膵臓からインスリンが分泌されて血糖値が急降下することで、イライラ、落ち込み、怠さ、眠気などに襲われます。すると「もう一度良い気分になりたい」という気持ちになり、また糖質を求めるようになります。こうして我々は、糖質を食べてはハイになり、そのあと落ち込んでまた糖質を求めるようになります。これが繰り返されることにより感情のアップダウンが激しくなり、情緒不安定、集中力が続かないなどの症状が出てくるのです。

メンタルの不調を抱える人は多いですが、日常の睡眠や運動、食事の習慣と関係が深いことに気づいていない人が多いのが現状です。ぜひ、ご自分の生活習慣に乱れがないかを見直し、改善できることから取り組んでみてください。

18

メンタルの不調は生活習慣の影響

睡眠不足

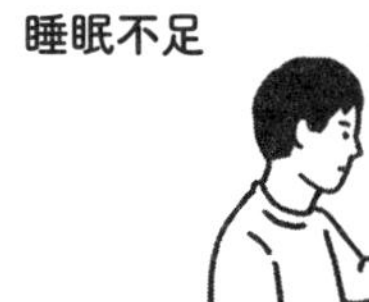

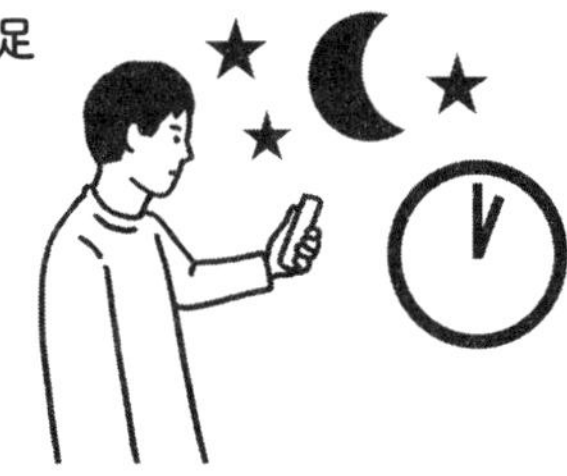

運動不足

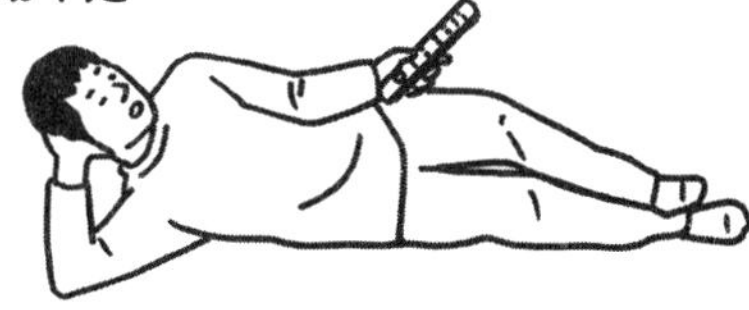

食生活の乱れ

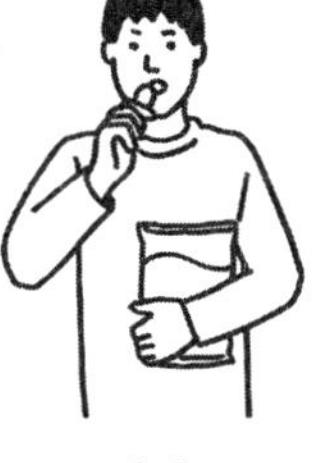

⇩

心も身体も不調になる

メンタル 19

自己肯定感を上げる習慣

最初に自己肯定感という言葉の定義を再確認しておきましょう。シリコンバレー在住でアラン・コーエン認定ライフコーチの宮崎直子さんの著書『鋼の自己肯定感』（かんき出版）によると、以下のように定義されています。「自己肯定感とは、何があっても自分の味方でいること。つまり、自己肯定感を上げるとは、自分を世界一の親友にすること」「自己肯定感が高いとは、ありのままの自分を〝無条件で〟受け入れ愛している状態」。

つまり、**自己肯定感が高い人は、常に自分に自信を持ち、どんなときでも「自分はダメだ」とか「どうせ自分なんて」のように自分にダメ出しをすることがなく、幸福を感じているのです。**1章の冒頭で解説したとおり、世界幸福度ランキングで日本は54位と、経済的な豊かさとは反比例して低い順位となっています。自分の生活に幸福を感じられない、それは自己肯定感が低い人が多いことを意味します。

毎朝、「今日もどうせろくなことが起こらないだろう」と思っているのと、「今日も最高の1日にするぞ！」と気持ち良く1日をスタートするのでは、その日の過ごし方も結果も大きな差が出てくるでしょう。同じ1日を生きるなら、高い自己肯定感を持っていたいと誰もが思うはずです。

そこで、自己肯定感を上げるための習慣を2つご紹介します。どちらも朝に目が覚めた直後に行うようにしてください。

1つ目が「**アファメーション**」です。アファメーションとは「肯定的な自己暗示」「肯定的な自己宣言」と訳されます。紙のノートやスマホのメモアプリなどを用意して、そこに**なりたい自分、理想の自分、未来の理想の自分の状態を書いていくのです。**

大切なことは、現状からいくら離れていたとしても妥協せずに本当になりたい自分を思い描いて書くことです。

そして大切なのは、「現在形」または「現在進行形」で言いきること。「〜したい」「〜なりたい」というような願望の形や、「〜しない」「〜ではなくなる」のような否定形は使わないでください。例えば、「年収1000万円になりたい」という表現ではなく、「年収1000万円を稼いでいる」という表現にします。「サラリーマンではなくなる」という否定形は使わず、「独立・起業して自分のビジネスを立ち上げている」と肯定形を使いましょう。項目は10あっても20あっても構いません。書きたいだけ書き出します。
そして、書き出した項目を毎朝一番に音読します。できるだけ気持ちを込めて、明るい声のトーンで、その気になって理想の自分をイメージしながら声に出しましょう。
これを毎日続けることで、少しずつ潜在意識に自分の理想が埋め込まれていき、徐々に理想に近づいていくのです。

そして2つ目の習慣が「**ポジティブログ**」をつけること。

前日に起きた「良かったこと」「楽しかったこと」「嬉しかったこと」など、ポジティブな出来事を箇条書きで書き出します。些細なことでも構いません。
「プレゼンの出来を上司に褒められて誇らしかった」「ランチで食べたハンバーグが予想外に美味しかった」「早めに帰宅できたので家族みんなで夕食を食べながらゆったりした気分になれた」、このような感じです。こちらも毎朝書き出すようにしてください。

この2つと次の項で説明する「マインドダンプ」を習慣にすることで、毎朝自分をポジティブに見直すことができ、自己肯定感が高まっていきます。

19

感情をメモする習慣

アファメーション

なりたい自分
理想の自分

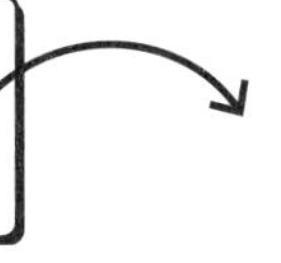

書く

・現在形か現在進行形
・言いきる

「5キロやせたい」→「5キロやせている」
「年収を100万増やしたい」→「年収が100万増えている」

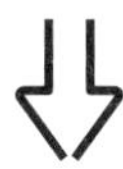

毎朝声に出して読む

ポジティブログ

良かったこと
楽しかったこと

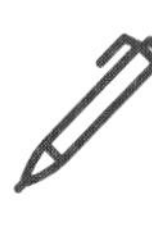

書く

メンタル

20

自分の感情と思考を全部吐き出す習慣

前の項でご紹介した「アファメーション」「ポジティブログ」と一緒に、毎朝の習慣にしてもらいたいことをご紹介します。それは私が「**マインドダンプ**」と名づけているノート術です。必要なのは、1冊の専用のノートと書き心地の良いペンだけです。

マインドは「感情・思考」、ダンプは「捨てる・吐き出す」という意味で、感情や思考を書き出して自分の中から外に吐き出す、という行為になります。自分のすべてをさらけ出す必要がありますので、家族も含め、絶対に他人に見られないようにしてください。

マインドダンプはパソコンやスマホなどのメモアプリではなく、紙のノートに手書きすることをおすすめします。タイピングやフリック入力に比べ、手で文字を書く行為は何万倍も多様な動きを必要とします。すると、脳の「側座核」という部位が刺激され、ドーパミンが分泌され、ポジティブな気持ちになれるのです。

ノートとペンを用意したら、そのときにあなたの心に浮かんだ感情や思考を片っ端から

書き殴っていきましょう。このときに大切なことは、どんなネガティブで暗い感情も、怒りや嫉妬といった他人には見せたくない想いも、躊躇せずに書き出していくことです。

実際にやってみるとわかるのですが、初日から数日間は、泣き言、怒り、愚痴、無力感、嫉妬などのネガティブな思考や感情が爆発するように出てきます。これは、今まであなたが「出してはいけない、なかったことにしよう」と頭や心の中に閉じ込めてきた思考や感情がダダ漏れになっている状態です。

我々はネガティブな思考や感情はあってはいけない、常に前向きにポジティブに生きなければいけない、と思い込まされています。しかし、感情には良いも悪いもなく、ただそこに存在しているものです。もちろん怒りに任せて他人を攻撃したり、人に迷惑をかけるような行為をすることは避けるべきです。でも、怒りの感情をなかったことにしようとしても、現実としてあなたの心の中にはあるのですから、とうてい無理なのです。

我々は日々さまざまな課題に追われ、それらを論理的に組み立てて解決したいと願っています。しかし、怒りや嘆き、無力感などの感情が渦巻いていると、クリアな思考でものごとを整理することができず、ただ混乱してしまいます。

そこで、**毎朝20分程度マインドダンプを繰り返します。**すると、それらの渦巻いていた思考や感情が自分の中からノートに吐き出されて分離していくのです。

思考や感情は自分の中にあるときはモヤモヤと形を持たず浮かんでは消え、消えては浮かぶを繰り返しています。それらを**書き出すことで、曖昧だった思考や感情は「言語化」され、「具体化」されることになります。「具体化」された感情や思考は、解決可能な「課題」へと変化していきます。**

ノートに書き出され、「課題」になった感情や思考を眺めていると、我々は自然と「どうやったら解決できるか」と考え始め、それはやがて実際に解決されていくのです。

1週間くらい経つと、ネガティブな吐き出しが少なくなり、より建設的な「課題」や「夢」「野心」などが顔を出してくるでしょう。パンパンに詰まっていたネガティブな想いが吐き出されたことで、脳にスペースができ、そのスペースにクリエイティブなアイデアが浮かび始めるのです。

そのまま毎朝の習慣にすることで、あなたはクリアな思考を持ち、行動できるように変容していくことでしょう。

20

マインドダンプ

ノートに自分の感情や思考を書き殴る

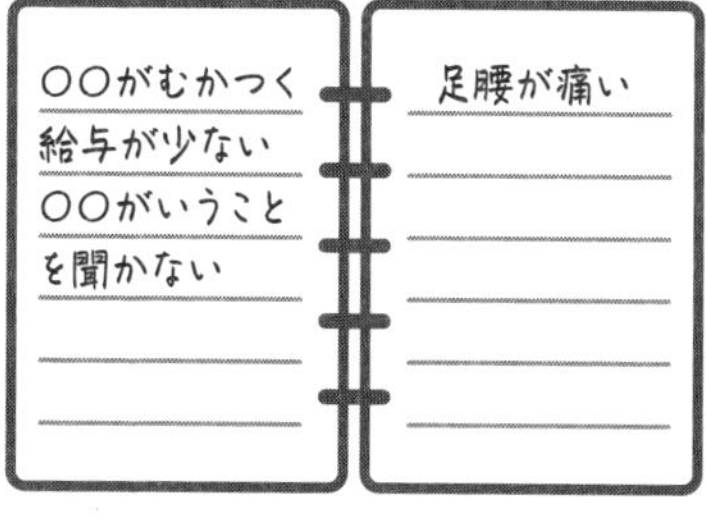

必ず手書きで

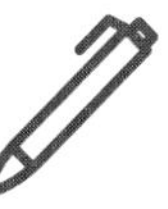

ネガティブな感情も書き出す
怒りや悲しみを吐き出す

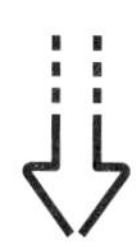

しばらくすると……

解決策
・
クリエイティブなアイデア
・
夢

などに
変化していく

21 「憂さ晴らし」と「休み」は違う

日本人は休むのが下手だと言われます。

私は会社員時代、欧米人とのつきあいが多く、アメリカやドイツに出張することもあったのですが、欧米人、特にヨーロッパ人と日本人では、休日に対する考え方が根本的に違うように感じました。

キリスト教徒の人たちには、「労働とは罰則である」という思想があります。もともと人間は働かなくても良かったのに、アダムとイブが「原罪」を犯したことにより、その罰として汗水たらして働かなくてはならなくなったという解釈です。そのせいか**ヨーロッパの人たちは、いかに労働時間を短くし、たっぷり休むかという考え方をするのです。**

欧米人の休みの過ごし方については、あとの項で詳しくお話しします。

それに対して**日本人は「労働とは尊いもの」という捉え方をしている人が多いように感じます。せっせと働いている人、長く働いている人は偉い、と考えるのです。**実際、人事考課でも、長く働いている人、つまり残業が多い人のほうが高い評価をされるケースがいまだに少なくありません。

長く働いたほうが偉いということになれば、休むことは「悪いこと」という発想になってしまうのも納得です。堂々と休めない、休暇を取るのは気が引ける、休むことによって同僚に負担がかかることを申し訳なく思う、そのような心の作用があるせいか、なかなか休みを取れません。休日でもつい仕事のことを考えてしまったり、仕事を持って帰ってやったりする人も多いのではないでしょうか。

そして多くの日本人は、「休むこと」と「仕事の憂さ晴らしをすること」がイコールになってしまっています。

平日は長時間働いて疲れきり、寝不足でストレスも溜まっています。だから週末になると、そのストレスを飲んだり食べたりすることで発散。カラオケで騒ぐという人もいるでしょう。そして夜更かしして、バッタリと倒れるように眠ります。翌日は昼まで寝て、起きたあともゴロゴロ。そのあとまた飲み食いをして、テレビでお笑い番組や格闘技の試合を観て1日を終える。あなたはこんな過ごし方をしていませんか？

このような人は、**平日にマイナスになった自分の身体と心を、なんとかゼロに戻すことに週末の時間を費やしています。**もちろんマイナスのままより、ゼロに戻すほうが良いですが、これはまさに「憂さ晴らし」の過ごし方です。

という私も、会社員時代は典型的な憂さ晴らしをする週末の過ごし方ばかりしていました。金曜日の夜は飲みに繰り出して暴飲暴食をして酔っ払い、夜中にタクシー帰り。土日は昼まで寝て、起きたらダラダラとテレビを観ながらお酒を飲み、近所の居酒屋や焼肉屋でまたダラダラと飲んで食べて過ごす。「会社に行かない日」イコール「ダラダラする日」と、自分の中で定義してしまっていたのですね。

その根底には、「疲れているから休まなきゃ」「動き回ると疲れる」「疲れをとるためにはのんびりしなきゃ」という発想がありました。

しかし会社を辞めて独立しようと考え始めてから、自分が「休んでいた」のではなく「憂さ晴らし」でダラダラしていただけだったことに気づきました。その頃から自分の中での「休日」の位置づけが大きく変わり、休みを活用できるように変化していったのです。

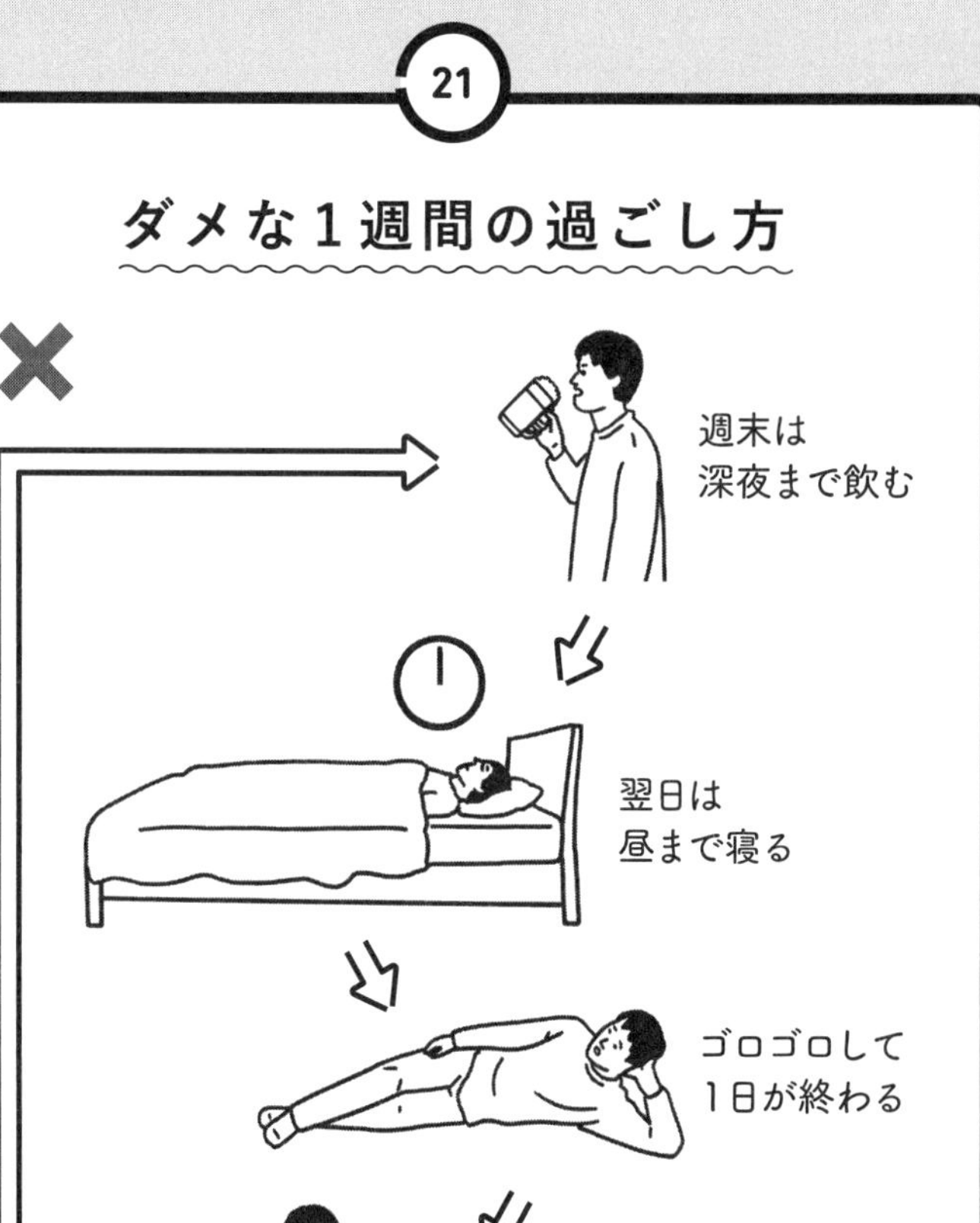
21
ダメな1週間の過ごし方
週末は
深夜まで飲む
翌日は
昼まで寝る
ゴロゴロして
1日が終わる
仕事で月曜日から
週末にかけて
ストレスを溜める

22 受動的な休みから能動的な休みへシフト

前項で欧米人と日本人の休みに対する考え方の違いを説明しましたが、考え方が違えば行動も違ってきます。

欧米は休日を楽しむために平日仕事をする人が多いですが、日本は平日の仕事を頑張るために休日はゆっくり休む人が多いようです。

毎日残業続きなので、睡眠不足を解消するためにまずは思う存分眠る。平日は食事も適当になってしまっているので、美味しいものをゆっくり食べる。仕事の疲れを癒すためにのんびりして、ゴロゴロしながらテレビを観る。そのような休日の過ごし方もときには良いと思いますが、本当の意味で充実した休日とは言えないのではないでしょうか。

本当に疲れを癒すためには、家でゴロゴロしているよりも、積極的に外出したり運動したりするほうがずっとリフレッシュできて良いのです。

そもそも多くの人にとっての「疲れ」とは、身体を酷使し過ぎている疲れではなく、デスクワークで同じ姿勢を続けて身体が凝り固まっていたり、パソコンを使い過ぎて目が疲れていたり、気を使い過ぎて神経が疲れていたりというものだと思います。

「アクティブレスト」という言葉があります。直訳すると「積極的な休息」となりますが、身体が凝っているなら動かすことが一番の疲労回復になります。

特に40代以降になると体力が落ち気味になってきますので、疲労回復のためだけでなく老化防止のためにも積極的に身体を動かす習慣を持ちたいものです。

自然豊かな場所に出かけて歩いたり、寺社仏閣巡りや美術館などの興味がある場所に出かけたりしましょう。もちろんスポーツをする習慣はなお良いです。テニスやゴルフなども良いですし、ランニングやサイクリングもおすすめです。

凝りをほぐすという意味では、脳の疲れをとるのにも、いつもとは違う刺激を受ける行為を積極的にすると良いでしょう。映画やコンサート、テーマパークなど、日常の自分から離れられる場所に身を置くことで、予想以上にストレスが解消されるものです。

仕事や家事はある意味単調で、同じ種類の刺激を受け続けています。

毎日同じ道を通って駅まで行き、同じ時刻に同じ車両の同じドアから電車に乗って最寄り駅に着き、いつもと同じコンビニで同じ飲み物を買って同じ時刻にオフィスに着く。単調な生活を続けていると、刺激が不足して脳も身体も不活性になっていきます。単調な生活はある意味、楽なのです。

不慣れなことや新しいチャレンジは、やったことがないから緊張しますし、ストレスもかかりますから「楽」ではありませんが、「楽しい」ものでもあります。「楽」と「楽しい」は同じ漢字を使っていますが、必ずしも同じ意味ではありません。

楽な生活をずっと続けていると心身ともに衰えていきます。

我々は年齢を重ねていくにつれ、マインドが保守的になって新しいチャレンジをしなくなってしまいます。新しいチャレンジをしなくなると世界が狭くなり、さらに考え方や行動が消極的になっていきます。

積極的な休日を過ごすことで、平日には受けることができない新しい刺激を心身に与えて活性化させる習慣を持ちましょう。

22

休日は身体や脳をほぐす

積極的に体を動かす

運動をする

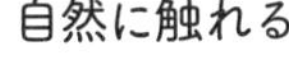

サイクリング

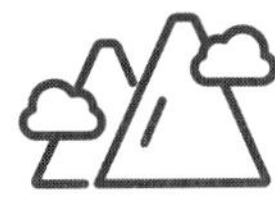

登山

ゴルフ

テニス

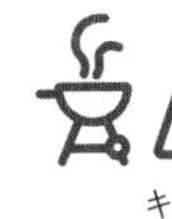

キャンプ

脳に刺激を与える

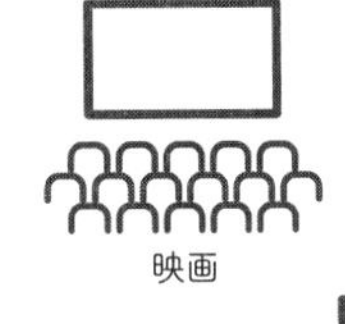

映画

美術館

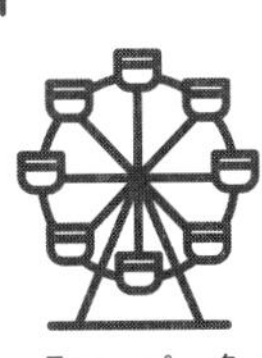

テーマパーク

週末の夜更かしが1週間をダメにする

あなたの睡眠サイクルは平日と休日でどれぐらい異なるでしょうか？

平日と休日で目覚める時間が2時間以上ずれている人は要注意です。平日は寝不足続きで休日にたっぷり眠って補うというサイクルは、心身に良くありません。

我々の身体の中には「体内時計」が備わっています。朝目覚めてから14時間〜16時間が経つと、脳がメラトニンという睡眠を促すホルモンを分泌させ、身体の深部体温が下がり眠くなる仕組みになっています。そのため平日と休日で極端に睡眠サイクルがずれる生活をすると、体内時計もずれてしまうのです。

土曜日と日曜日に昼まで眠ってしまうと、日曜日の夜になかなか眠くならないという状態になりがちです。

日曜日の夜に眠くならず深夜まで夜更かししてしまうと、1週間のスタートである月曜日に寝不足で目覚めることになります。しっかり眠って爽やかに1週間をスタートするのと、寝不足でぼんやりした頭で1週間を始めるのとでは、仕事の質に雲泥の差が生まれてしまいます。

そこで体内時計がずれないような生活習慣を構築することが大切です。つまり**平日は寝不足、休日に睡眠負債を返済するという生活リズムを改善する必要があります**。極力平日と休日の睡眠時間のずれを少なくして、休日も平日に近い睡眠サイクルに整えるのです。

平日に早く眠るためには、仕事の仕方を改善しなければなりません。仕事のやり方などを変え、残業を減らして帰宅を早くしましょう。そのための方法は11章で紹介します。早く帰宅すれば夕食を食べる時間も早くでき、そのあとのリラックスタイム、入浴も前倒しできます。そうすれば、しっかり眠って翌朝には疲れがとれてリフレッシュした目覚めを得られるのです。

1日の疲れをその夜の睡眠で回復できれば、週末は朝からワクワクしながら元気に目覚め、積極的に活動できるようになります。充実した休日を過ごして、次の1週間を迎え撃つような気持ちの月曜日の朝にしたいものです。

休日は朝目が覚めたら、そのままベッドの中でゴロゴロ、うとうとするのはやめて、スパッと起きて窓を開け、太陽の光を浴びる習慣を持ちましょう。10分～15分の朝散歩ができれば、全身に太陽の光を浴びられてなお良いです。

目覚めてすぐに太陽の光を浴びるとなぜ良いのか？

実は、体内時計の1日は、地球の自転周期である24時間より約1時間ほど長い約25時間周期となっています。だから、毎日同じ時間に起きていても、我々の睡眠サイクルは1日1時間ずつずれてしまうことになります。

しかし、太陽の光を浴びることで体内時計がリセットされます。つまり、**太陽の光を浴びてから、14時間～16時間が経つと、脳からメラトニンが分泌されるのです。**曇りや雨の日でも太陽の光はしっかり届いていますので、効果はあります。

休日はもちろん、平日も目覚めたらまずは窓を開け空気を入れ替え、全身に太陽の光を浴びましょう。

23

朝一番に太陽を浴びる

体内時計は1日25時間

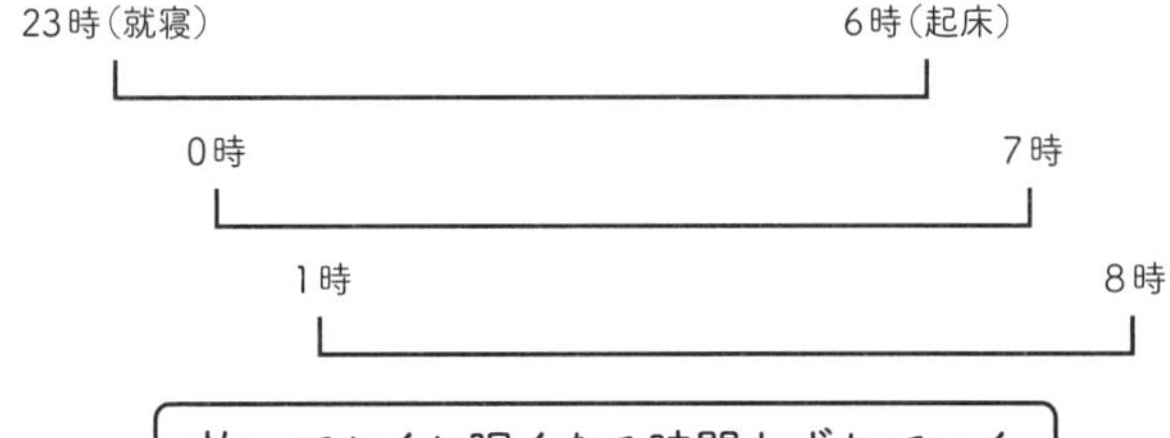

放っておくと眠くなる時間もずれていく

太陽の光で体内時計をリセット

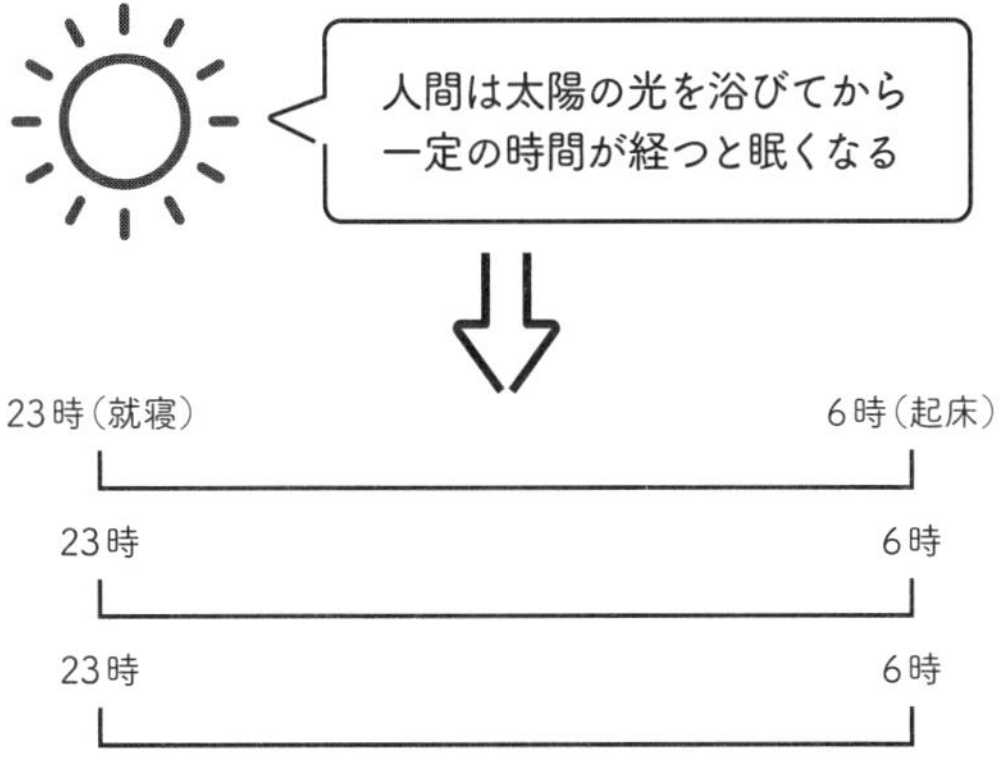

だから休日も同じ時間に太陽の光を浴びる

24 没頭できる時間を作る

40代ともなると会社での責任も重くなり、勤務時間以外もついつい頭の中で仕事のことを考えてしまいがち、という人が多いのではないでしょうか。特に仕事上でトラブルがあったり気がかりなことが起こったりしているときは、ずっとそのことを考えてしまい気が休まらないものです。しかし、そんなときこそ仕事を離れたら、一旦忘れて心身をリフレッシュしましょう。

気分転換をするのにオススメなのは、何かに没頭する時間を作ることです。

受動的にぼんやりしていると、仕事のことを考える余地が生まれます。ぼーっとテレビを見たりしていると、つい頭の中が仕事モードになってしまう人もいるでしょう。しかし、積極的に何かに没頭すると、仕事のことを考えることができなくなり、気分転換が図れるのです。スポーツでも家でできることでも構いませんので、集中して行う趣味を持ちましょう。

私は筋トレとランニング、それに料理に没頭する時間を積極的に作っています。

ランニングは「動的な禅」とも言われ、気分転換にとても良い効果があります。単調なリズムで身体を動かし続けると、心拍も呼吸も高い状態が続き、頭の中が空っぽになるような感覚があります。普段は考えるともなくいろんなことを考えてしまいますが、身体を動かすことに集中していくと、徐々に思考が途切れて瞑想をしているような状態になります。特に長い距離、10キロ以上走ると瞑想効果が高くなり、走り終えると気持ちがスッキリしています。

「ランナーズハイ」という言葉もあるとおり、ランニングをすると快楽物質のエンドルフィンが分泌され、爽快な気持ちになることもあります。

料理に没頭するのもオススメです。

考えごとをしながら包丁を握ったら危険です。ぼんやりしていたら指を切ってしまうかもしれません。フライパンや鍋を触っているときも集中していないとやけどをしたり、料理を焦がしてしまうこともあるでしょう。上の空で味つけをしたら、美味しくないものができあがってしまうかもしれません。料理はひとつひとつの工程に集中することになるので、とても良い気分転換になります。

私は日課として午前中の仕事を終えたら筋トレとランニングをして、シャワーを浴びたあとに昼食を作ります。これらの時間を費やすことで、午前中の仕事の疲れがとれ、リフレッシュして午後の仕事ができます。

同様に夕方仕事を終えたあとも料理を作ることで、仕事モードをリセットしてリラックスモードへと切り替えることができています。

気分転換には掃除に没頭するのもおすすめです。特に磨き掃除は集中力を使うので良い気分転換になります。曜日ごとに場所を決めて取り組むことで、どんどん家がピカピカになっていくのも気持ちが良いものです。今は車を持っていませんが、車があったときは洗車に没頭するのも楽しかったですね。ほかにも読書、映画や演劇などを観ること、プラモデルやジグソーパズルを作るなど、何でも良いと思います。

いずれにしても、何かひとつのことに没頭する習慣を持つことで、仕事のことを忘れてリフレッシュすることができます。ぜひ、好きなことに思いきり没頭する時間を作ってください。

24

仕事を完全に忘れる時間を作る

ぼーっとしていると、
ついつい仕事のことを考えてしまう

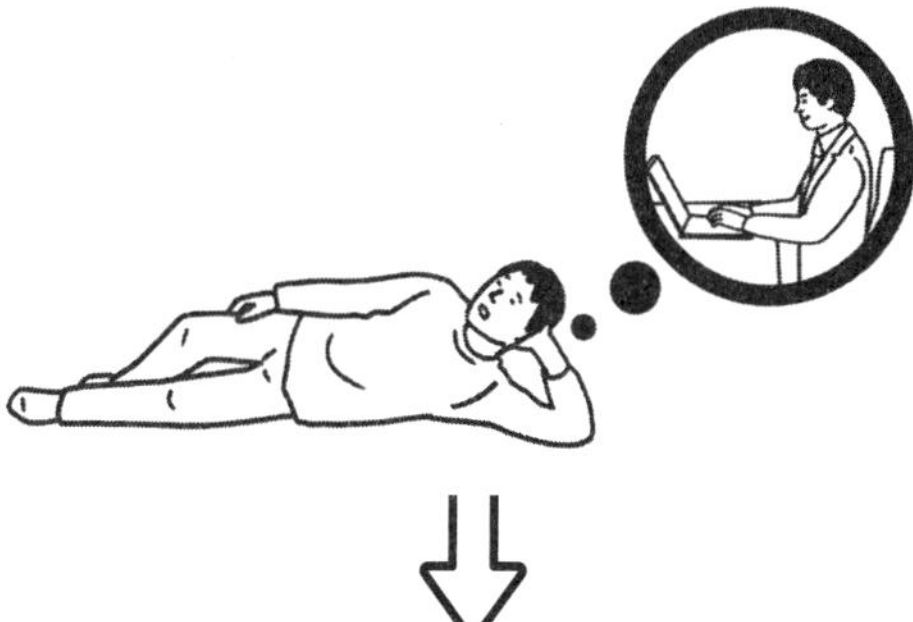

集中して取り組めることをする

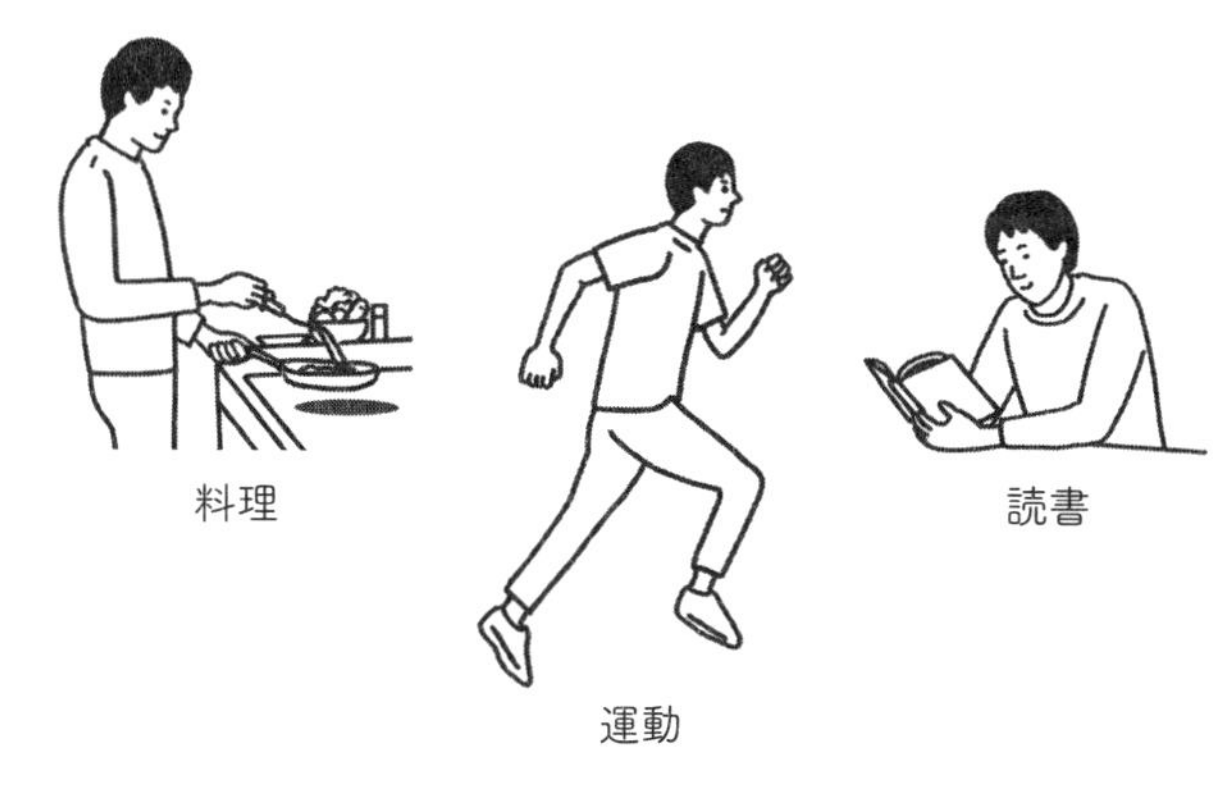

利害関係がある人は友達ではない

あなたには心を開いて語り合える友達はいますか？　会社の同僚や先輩・後輩ではなく、利害関係がない友人は何人いるでしょうか？

会社勤めが長くなり年齢が上がると、会社から完全に離れた人間関係を構築することが難しくなります。仕事帰りに会社の同僚と飲みに出かけたり、休日に集まってＢＢＱをしたり、共通の趣味に興じたりすることは悪いことではありません。部活動が盛んな会社もあるようですし、仕事を離れた活動で社員同士が交流することで親睦を深めることは良いことです。

しかし、結局会社の同僚は、あくまでも会社の都合で同じ職場に集められた人たちです。仕事上の関わりがある人、つまり利害関係がある人間関係であることを忘れてはいけません。

端的に言うと、利害関係がある人は最終的には友達ではない、というのが私の考えです。

私自身、会社員になったばかりの頃は同僚や先輩としょっちゅう飲みに行っていましたし、友達のような感覚でつきあっていました。休日に泊まりがけのキャンプに出かけたり、週末には朝までカラオケで盛りあがったなんてこともありました。

しかし、自分が管理職になり部下を持つようになると、人間関係に変化が生じていきました。部下や他部門の社員と飲みに行くことはありましたが、そこはやはり上下関係があるわけで、若い頃のようにフラットな人間関係ではなくなりました。部下も私に気を遣っていることがわかりましたし、何より私自身も「偉そうにしている上司」にならないよう、気を遣うようになりました。

いつの時代も上司というのは部下から見れば、ある部分は「うっとうしい存在」ではあるわけで、上司がいるときといないときでは話題も変わりますし、本音で語れる部分と語れない部分があるのは当然のことです。

本書を手に取っている方は部下や後輩を持ち、彼ら・彼女らとの距離感について悩んでいる人も多いのではないかと思います。

職場の環境を良くするために部下や後輩と交流することは悪いことではありませんが、職場の人間関係はあくまでも仕事上のつながりであることが大前提です。

できれば仕事とはまったく関係のない、利害関係がない友人や仲間を作っていきましょう。趣味の集まりや学びの仲間など、自分と共通点がありリフレッシュできる人とのつながりを積極的に構築するのです。

私は会社員の傍らブログをスタートさせ、サラリーマンブロガーとして活動していた時期が2年4カ月ほどありました。当初は一人きりでブログを書いていましたが、やがてSNSを通じて多くのブロガーたちとつながるようになりました。10歳以上若い人も多かったのですが、利害関係がない若者たちとリアルで会うようになり、飲みながらブログについて、将来の夢について熱く語り合うことで、世界が一気に広がりました。

その後独立して出版するようになってからはたくさんの著者仲間ができ、お互いのビジネスについて、ビジョンや未来について話す機会を定期的に持つようにしています。ブロガー仲間、著者仲間は利害関係のないフラットなつきあいで、気兼ねなく本音で語り合える大切な仲間です。

会社の中の狭い人間関係ではなく、広い世界からフラットで本音で語れる友達、仲間をぜひ作ってください。今はSNSで簡単に人とつながることができる時代ですので、オンラインからオフラインへと人間関係を広げてみてはどうでしょうか?

25

仕事以外で友人を作る

仕事上のつきあいは利害を生む

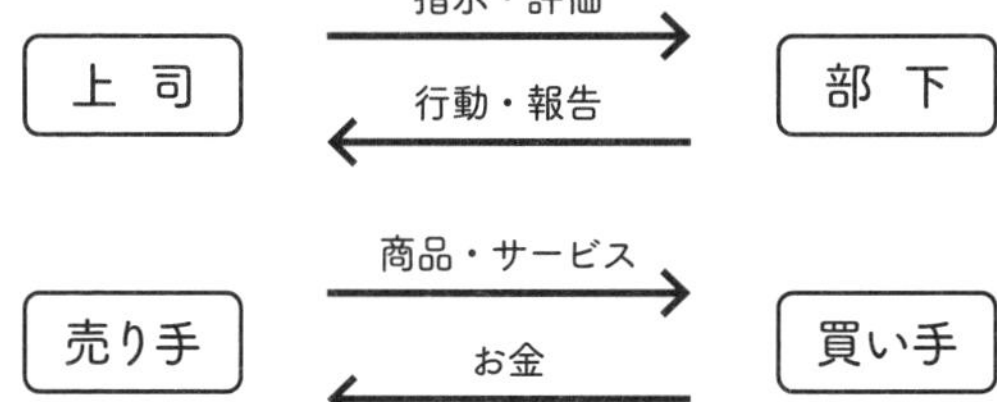

だから会社以外で
フラットな人間関係を作る

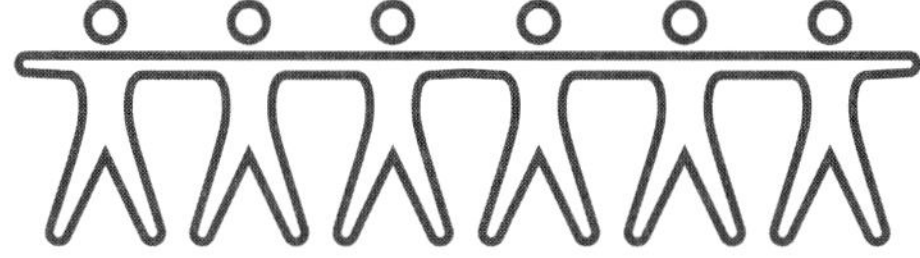

年齢が離れていても、
共通の趣味や価値観を持つ人とつながる

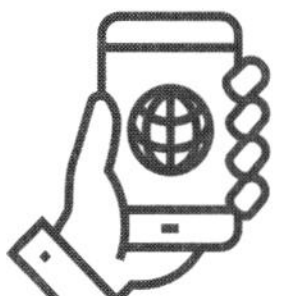

SNSで知り合い、
リアルで交流すること
もできる

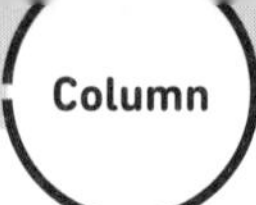

肥満だった当時の私が
ダイエットに失敗し続けた理由

「はじめに」にも書きましたが、私は20代後半に激太りして体重105キロの肥満体になってしまいました。

なんとか痩せたいと思い何度もダイエットに挑戦しましたが、ことごとく失敗して毎回リバウンド。今振り返ると、30代の私はいつもダイエットをしているか、失敗してリバウンドしているかでした。

当時の私がダイエットに失敗し続けた理由は、「正しい知識の欠如」でした。知識がなかった私は、ひたすら「食べる量を減らす」ことでダイエットしようとしたのです。

それでも数カ月は頑張れるのですが、あるとき限界がきてプツンと糸が切れてしまい暴飲暴食が始まります。その結果リバウンドしてしまうのです。

さらに無茶なダイエットで筋肉量が落ちてしまい、リバウンドしたときにはダイエット前より体脂肪が増え、より痩せにくい体質になってしまいました。

努力しているつもりで逆効果なことをやり続けたため、どんどん健康診断の数値も悪化していったのです。

今考えると本当に残念な話ですが、以前の私のように、正しい知識がなく無理なダイエットを行って失敗している人が大多数です。「おかずを減らして卵かけごはんだけにする」とか「ランチは具材が入らない素うどんだけ」のような完全に間違ったことをしています。

肥満解消には「正しい知識」が何より大切です。

第2部

どうせなら
もっと健康に

～ストイックな強化編～

---

26 まずはプラス30分。少しずつ睡眠時間を伸ばす

日本人の多くが慢性的な睡眠不足であることは1章で説明したとおりです。

では、具体的にどの程度の睡眠時間がベストなのでしょうか。

もちろん個人差はありますが、私の場合、8時間以上の睡眠時間を確保できた日は覚醒度が高く、集中して仕事ができてパフォーマンスも上がります。また、精神的にもイライラしたり落ち込んだりすることが少なく、気分良く過ごすことができます。

極論を言えば、私は「人生の本体は睡眠時間であり、起きている時間は残りである」くらいに睡眠を重要視しています。睡眠の質が人生の質を決める、睡眠を変えれば人生が変わる、というのは大げさな話ではありません。


しかし、毎日8時間以上眠るのが簡単なことではないのも事実です。

私はiPhoneの睡眠管理アプリで毎日の睡眠時間のログを記録しています。この原稿を書いているのは２０２２年10月25日ですが、この月の平均睡眠時間は7時間51分と、8時

間に届いていません。過去1年間の月間平均睡眠時間を確認しましたが、平均8時間を超えていたのは12カ月中1回だけでした。

「睡眠が人生で最優先」と宣言している私でも、8時間眠ることは簡単ではないのです。それでも会社員時代は6時間を切っていた睡眠時間を、8時間弱まで伸ばしてきました。

6時間睡眠を2週間続けると、2日徹夜しているのと同じ状態になるという報告があります。2日徹夜している状態とは、日本酒を1～2合飲んで酔っぱらった状態と同程度の認知能力なのです。

私の睡眠時間は会社員時代、そして独立した直後まで6時間を切っていました。「朝活」に力を入れており、早起きには意識が高かったのですが、睡眠時間に対しての知識が欠如していたのです。4時半起床を目指し早朝から活動を開始していましたが、眠るのは22時半から23時半ぐらいでした。

実は当時、昼食後の集中力が大きく低下し、仕事が進まないことに悩んでいました。

睡眠不足も習慣になってしまえば耐性がついて感覚が麻痺するため、激しい眠気があるわけではありません。起きていられないほどの眠気があれば「睡眠不足なのだ」と自覚で

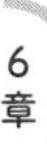

きますが、激しい眠気ではなく、集中力の低下やイライラ、気分の落ち込みなどしか自覚症状がないため、寝不足が原因とはなかなか気づけなかったのです。

自分のパフォーマンスの低下の原因が睡眠不足であると気づいたのは、たまたま手に取った睡眠に関する本で「ベストの睡眠時間は8時間」と書かれていたことと、同じ時期に友人がSNSに「睡眠時間を長くしたら劇的に体調が良くなった」と投稿していたことでした。

そこで友人に「どれくらい長くしたら体調が良くなったのか」と質問すると、「もともとは6時間半だったが、段階的に7時間へ、そして7時間半へと伸ばした」と答えてくれました。

睡眠は習慣の最たるものです。

6時間睡眠が習慣になっている人は、6時間しか眠らないように毎日の生活を営んでいます。睡眠時間を長くするということは、その分起きている時間に今までやっていたことができなくなる、と考えてしまうのです。

私は今でこそ「睡眠が最優先」という考えですが、当時は「眠っている時間は何もできないからもったいない」と考えていました。それでも気持ちを入れ替えるように努力をし、最初は30分長く眠るように努力しました。

すると、午後の著しい集中力の低下が、少し改善したように感じられたのです。午後になるとパソコンの前に座っても、まったく文章が浮かばない日が多かったのに、書ける日が増えてきました。

また、書けなくなる自分を責めてイライラしたり、落ち込んだりしていた精神状態も改善し始めました。

睡眠時間を伸ばすポイントは「早寝」です。しかし、早寝をすることは簡単ではありません。なぜなら、早く眠るためには眠るまでの日々の行動習慣を全部、前倒しにしなければならないからです。

眠る前にお風呂に入るのでお風呂の時間を早くする、早くお風呂に入るためには早く夕食を食べなければならない、早く夕食を食べるためには早く仕事を終えなければならない、というようにドミノ倒しで全部を前倒しする必要があります。

それでも私が睡眠時間を長くするチャレンジを続けたのは、寝不足でデスクに張りついているよりも、長く眠った日のほうが圧倒的にパフォーマンスが高く、結果的に仕事の時間を圧縮できたからです。

私は目覚ましを使わず5時半前後に自然に目覚めますので、21時にはベッドに入り、21時半になる前には眠っている状態を目指しています。もちろん夜に会食があったりすると大幅に遅くなる日もありますが、何もない日は8時間睡眠を習慣にして、ベストパフォーマンスを発揮できるようにしています。

いきなり8時間睡眠は難しいという方や、8時間も眠ると体調が悪くなるという方も、30分長く眠ることを目標にしてみてください。

その結果、翌日の仕事のパフォーマンスに違いを感じられたら、その30分長い睡眠を習慣化しつつ、さらに30分長くできるように夜の行動習慣を変える意識を持ちましょう。ぜひ、自分に合った最適な睡眠時間を見つけてください。

26

寝不足は負のスパイラル

6時間睡眠を2週間続ける

2日間徹夜の状態＝酔っぱらった状態

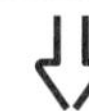

体調不良・集中力低下

仕事の効率が悪くなり残業

寝る時間が遅くなり、睡眠時間が減る

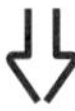

休日に寝だめする（昼まで寝る）

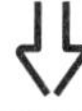

夜なかなか眠れず
早く寝る習慣が身につかない

27 良質なノンレム睡眠とレム睡眠をとる

少しずつ睡眠時間を伸ばしていくには、「早寝」がキーワードになります。

多くの人は、朝いつまでも自由に寝ていられる環境にはないと思います。会社に行く人、家で家事や育児をする人、皆さん朝から時間どおりに活動しなければならないことが多いでしょう。ですから睡眠時間を確保するなら、今までより30分早く寝る習慣を身につけることが先決です。

私たちの睡眠は、脳も眠っている深い睡眠であるノンレム睡眠と、脳は活動して情報整理を行っている浅い睡眠のレム睡眠に分かれています。ノンレム睡眠とレム睡眠はだいたい90分サイクルで交互に訪れ、最後にレム睡眠から目覚めに向かうと、爽快な目覚めとなると言われています。

我々は眠りにつくとすぐに、その夜で一番深いノンレム睡眠である「徐波睡眠（じょはすいみん）」に入ります。徐波睡眠は約90分続き、そのあとレム睡眠へと移行し、その後再びノンレム睡眠が訪れます。
良質のノンレム睡眠がとれると、成長ホルモンが分泌されます。成長ホルモンというと子どもや若者だけに分泌されると思われがちですが、成人にも分泌されるのです。1章でも述べましたが、成長ホルモンは我々の身体の疲れをとるだけでなく、器官や細胞の傷んだ箇所を修復し、若返り（アンチエイジング）効果もあります。なお、**成長ホルモンは徐波睡眠の間に集中的に分泌されると言われています。**

また、睡眠の後半になるにつれノンレム睡眠が減りレム睡眠が主体となり、浅い眠りが続く時間になります。

レム睡眠中に我々は夢を見たり寝ごとを言ったりしますが、その間、脳は思考の整理や記憶の定着などの活動をしているのです。寝不足で頭がぼんやりしたり、思考や記憶が鈍くなったり、感情が不安定になってイライラしたり、気分が落ち込んだりするのはレム睡眠が不足することが原因です。

このような睡眠のサイクルがあるため、細切れではなく連続した長い睡眠が大切です。

連続した長い睡眠を確保するためには、早く寝られる態勢を作り、それを習慣化するこ

と。「自分は夜型で早寝はできない」と感じる人もいると思いますが、少しずつ時間帯をずらしていけば大丈夫です。

私自身30代半ばまでは、毎晩午前1時頃まで起きている夜更かし人間でした。しかし早出して仕事をする決断をして、早起きをするようにしました。最初のうちは早起きするのが辛く、夜に活動したくなって困ることもありました。でも早起きしていると、一時的に寝不足状態になるので自然と早く眠くなる日が増えていき、やがて早起きが定着していきました。そして睡眠に意識を持つようになってからは、少しずつ睡眠時間を伸ばすようにしてきたことは前項で触れたとおりです。

睡眠時間を長くすると、1日にできることが減ってしまうと心配する人も多いでしょう。この点については心配無用です。良い睡眠をしっかりとれば翌日は身体の調子も良く、頭も冴え、気分良く過ごせます。30分長く眠れば、1時間分のパフォーマンスが上がると考えてください。それくらい良い睡眠が我々の体と心に与える恩恵は大きいのです。

27

レム睡眠とノンレム睡眠

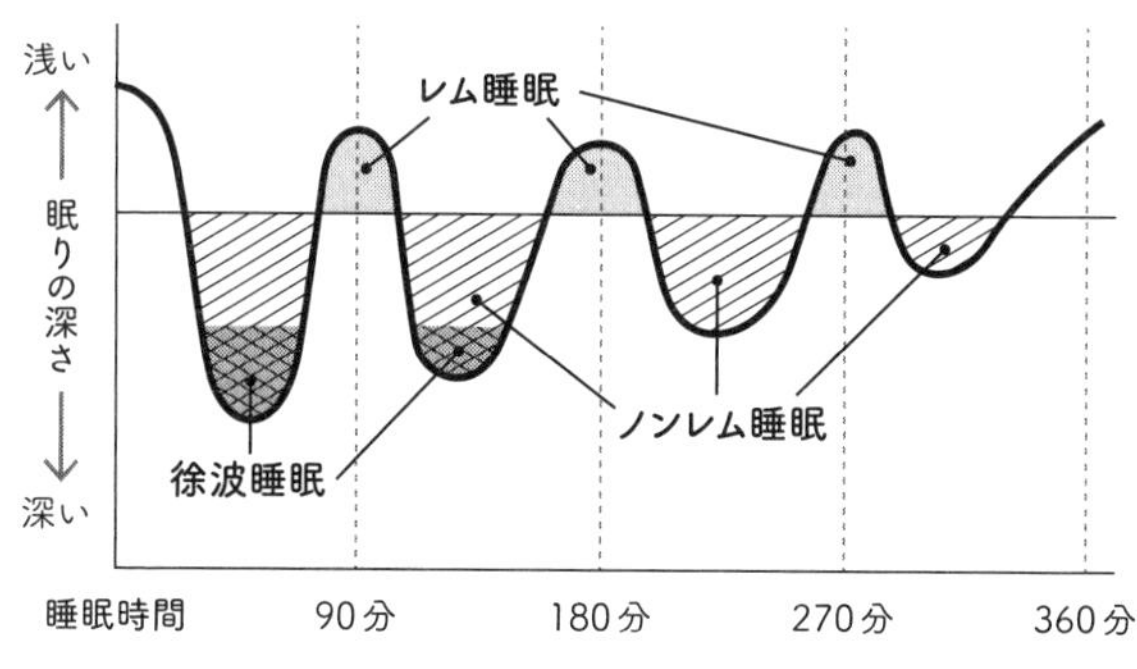

ノンレム睡眠

器官や細胞の修復
アンチエイジング効果

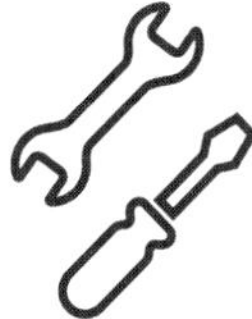

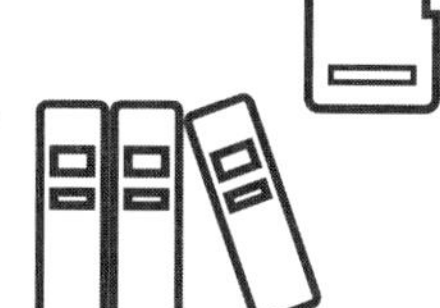

レム睡眠

思考の整理
記憶の定着

28 朝食前に太陽の光

睡眠の質を上げるために習慣にして欲しいことがあります。それは目覚めたらできるだけすぐに太陽の光を浴びることです。遮光カーテンや雨戸で寝室を真っ暗にしている人は、**カーテンや雨戸を開けて太陽の光を全身で浴びましょう。**

そのときに窓も開けて、眠っている間に淀んでいた寝室の空気を入れ替えるとなお良いです。締めきった寝室は眠っている間の呼吸により二酸化炭素の濃度が高くなっていますから、窓を開けてフレッシュな空気を身体に取り入れられます。

そして、目覚めたらダラダラとそのまま過ごすことなく洋服に着替えましょう。

私は目覚めたらすぐに、まずは遮光カーテンを開け、そのままベッドの中で体温と血圧を測定してスマホのアプリに記録します。

次にパジャマを脱いで裸になり、体組成計に乗って体重と体脂肪を量ります。私が使っているオムロン社の体組成計はスマホアプリに測定データが転送されるので、体重や体脂肪率などの推移がいつでも確認できます。

測定が終わったら洋服に着替えてキッチンに行き、睡眠中に失われた水分補給のため常温の水を大きなグラスに1杯飲み、一緒にビタミンCのサプリを飲みます。私は毎日5000ミリグラムのビタミンCをアンチエイジングのために飲んでいます。ビタミンC以外にも、食事では足りない栄養素を多数、サプリで補っています。

洋服に着替えて水を飲み終えたら、雨の日以外は外に出かけます。

この本を書いている今、私は鎌倉の海沿いの街に住んでいます。自宅から海岸まで徒歩1分なので、朝の太陽を浴びにビーチを散歩するのです。

晴れていない日でも、雲越しに十分太陽の光は届いています。10分ほどの朝散歩は私たちの身体にとても良い影響をもたらしてくれます。

5章でも述べましたが、**朝に太陽の光をたくさん浴びると、眠っている間に体内で分泌されていたメラトニンが抑制され、体内時計がリセットされます。**人間の体内時計は、地球の自転周期24時間より1時間ほど長い25時間であることがわかっています。放っておくと、我々は少しずつ生活時間が夜にずれてしまうのです。例えば10時に眠くなった次の日は、11時に眠くなるといった具合です。つまり、夜更かしや朝寝坊しやすい状態になるということです。

次に朝に太陽の光を浴びることで、幸福物質のひとつであるセロトニンが分泌されます。**セロトニンが分泌されることで気分がスッキリし、1日を良い形でスタートすることができます。**セロトニンは夜になると代謝され、睡眠を誘導する物質であるメラトニンが分泌されます。朝に散歩をすることで夜の睡眠にも良い効果があるのです。

さらに**目覚めてすぐに身体を動かすことで全身の血流が良くなるので、身体が活性化してやる気が出ます。**体が活性化すれば内臓も動き、朝食も美味しく食べることができるでしょう。

朝が苦手だからと目覚めたあとも暗い寝室のベッドの中でぐずぐずしていると、なかなか目が覚めず、ますます起きるのが辛くなってしまいます。特に寒い時期は布団から出たくないと感じる人も多いと思います。そんなときこそエイヤッと気合いを入れて太陽の光を浴びに外へ飛び出しましょう。積極的に1日をスタートさせることができる朝の10分間の散歩を、ぜひ習慣化してください。

28

早起きして10分散歩する

朝散歩の効果

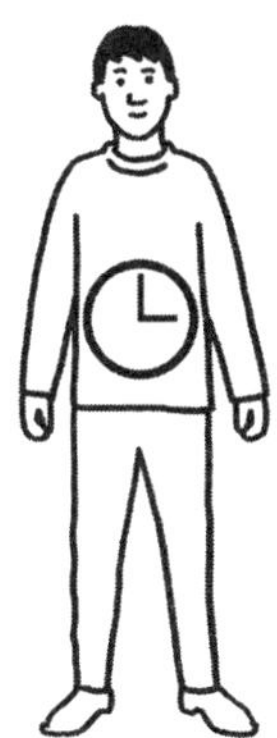

体内時計がリセット
・夜眠りやすくなる
・自律神経が整う

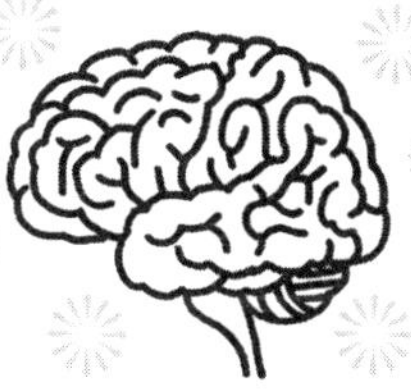

セロトニンが分泌
・精神が安定する
・脳を活性化させる

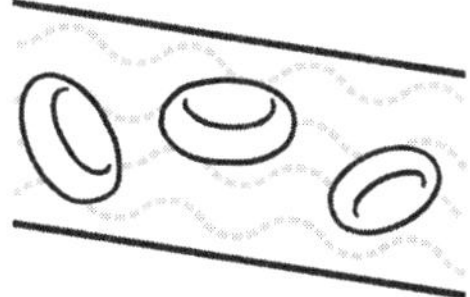

血流がよくなる
・体が活性化してやる気が出る
・体が温まる

29 睡眠時の口呼吸に注意！ 口テープの習慣

私は毎晩必ず自分の口に紙ばんそうこうを貼ってから眠ります。旅行や出張のときも忘れずに持っていき、貼ってから眠る習慣を守っています。

口にテープを貼って眠る理由は、睡眠中に口が開かないようにするためです。

睡眠中に口が開いて口呼吸をしてしまうことは、皆さんの想像以上に身体に悪影響があります。もしあなたが家族から「いびきがうるさい」と苦言を呈されたことがあるなら、あなたは眠っている間に口呼吸をしている可能性が高いです。

本来人間の機能として、呼吸は鼻でするものです。鼻には空気中の異物や菌などが体内に入ることを防ぐための粘膜や毛などが備わっています。口は食べ物や水が通る道であって空気を通す場所ではないため、鼻が持つような機能は備わっていません。

現代人は加熱して柔らかく調理した食物ばかり食べるようになり、あごの筋肉が弱くなっています。その結果口をしっかり閉じることができない、半開きの人が増えているのです。

目覚めている間は意識して口を閉じることができますが、睡眠中は意識がないので、口が開いて口呼吸をしてしまうのです。

口が開くと舌が喉の奥に落ちてしまい、気道が狭くなっていびきがうるさくなります。試しに口を開いた状態で舌を喉の奥に落とすようにして、少し下を向いて呼吸してみると、喉の奥が震えていびきのような音が出るのがわかると思います。

舌が気道を完全に塞いでしまうと、睡眠時無呼吸症候群となります。特に肥満気味の方は気道が脂肪で狭くなっていて、余計に睡眠時無呼吸症候群になりやすいと言われています。

口呼吸でいびきが激しい人、もちろん睡眠時無呼吸症候群の人もですが、呼吸が乱れているので睡眠の質が悪化し、日中に強い眠気が出て集中できなくなります。**重症の場合は低酸素状態が続き、身体に大きな負担がかかって心筋梗塞や狭心症などの原因にもなります。**

また、眠っている間に口が開いていると、**口の中が渇いて口腔環境が悪化し、口臭や虫歯の原因になるほか、喉に慢性的な炎症も起こしやすくなります。**喉に慢性的な炎症を起こすと体にさまざまな悪影響を与えます。喉に炎症があると、頭痛がしたり、心臓がドキドキしたり、息が苦しくなったり、下痢になったり、栄養の吸収障害や腎機能障害を引き起こしたりもするのです。

さらに乾燥して無防備な口や喉にウイルスなどが入りやすい状態ですから、風邪やインフルエンザなどにかかりやすくなってしまいます。

自律神経や免疫にも悪影響があり、アトピーやアレルギーなどの原因にもなります。

このように睡眠時の口呼吸には大きな悪影響があるのですが、対策を講じている人はまだ少ないのが現状です。

私自身は、家族からいびきがうるさいと言われ、いびき防止を目的に口テープの習慣を始めました。口テープを始めてしばらくは、眠っている間に無意識にテープを剥がしてしまうことがありましたが、すぐに慣れて朝までしっかりつけていられるようになりました。たまにスマホでいびきを録音するアプリを使いますが、今ではいびきが気になることはほとんどありません。体感的にも睡眠の質が上がり、目覚めたときに口が渇いていることもなくなり非常に快適です。

口呼吸は皆さんが想像している以上に身体に悪いので、すぐに対策を講じましょう。

29

口呼吸は危険

呼吸がしにくいことによる弊害

・日中の強い眠気
・心筋梗塞
・狭心症　など

口の乾燥による弊害

・口臭　・喉の炎症
・虫歯　・風邪
・歯周病　・アレルギー　など

**口にテープを貼って寝ると
いびきも減って良質な睡眠がとれる**

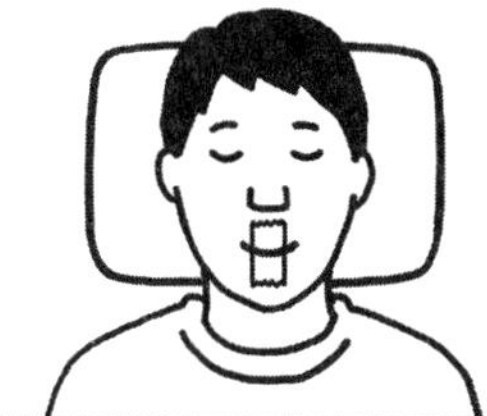

ドラッグストアで購入
できるので、やってみよう！

30

歩けるようになったら走る。超スロージョグの習慣

40代を過ぎると、身体の衰えを感じる人が多くなりますが、実際は衰えているのではなく運動不足で身体がなまっているのです。そこで、運動の習慣として歩くことがおすすめだと2章で述べました。

でも、もしあなたがすでに毎日歩く習慣を身につけているのなら、さらなる運動習慣として「走る」ことをおすすめします。

ウォーキングで毎日歩く習慣は、体の衰えを先送りするのに適切ですが、ランニングをすれば身体を若返らせることもできます。ランニングは両足が浮いている瞬間が連続するので心拍数が上がりやすく運動強度も高いため、約半分の時間でウォーキングと同等の効果を得ることができます。さらに**心肺機能が強化され、下半身の筋力もつき、全身の血流が良くなります**。心肺機能を高めるには、20分ほど続けて走る必要があります。

ランニングと聞くと、息が切れてゼーゼーハーハーと苦しいイメージを持つ人も多いか

もしれません。しかし私が推奨するランニングは、早歩きの人に追い抜かれてしまうくらいゆっくり走る、「超スロージョグ」です。

走るときの歩幅は自分のシューズの長さくらいで構いません。その歩幅だと、足踏みしながらちょっとずつ前進するくらいの感覚です。

スマートウォッチをお持ちの方は、心拍数の測定機能があれば計測しながら走ることをおすすめします。心拍数が140以上にならないくらいのゆったりしたペースで走りましょう。心拍数が140以下だと息切れすることはありません。

ランニングが嫌いという人は子どもの頃に体育の授業で強制的に速いペースで走らされ、苦しかったときの記憶がトラウマになっていることが多いと思います。私自身がまさにその一人でした。

運動習慣がまったくなかった私は、20代後半に30キロ以上激太りして肥満体になってしまいました。そのまま30代のほとんどの時期を体重100キロ以上、一番重かったときは105キロにまでなってしまいました。健康診断の数値も悪化の一途をたどり、医師からは「いつ成人病になってもおかしくない」と警告されていました。

その状態から脱却するために運動と食事でダイエットに挑戦しました。そのときに取り組んだのが、超スローペースでのランニングでした。

最初は歩くくらいのペースで1～2キロ走ることから始めて、心拍数が140を超えないペースを守りつつ、少しずつ距離を伸ばしていきました。当時はまだスマートウォッチはなかったので、胸にセンサーを巻いて手首で見るタイプの心拍数計を使って走りました。

その結果、約2年かけて27キロのダイエットに成功したうえ、フルマラソンを5回完走するまでになりました。今でも走る習慣は大切にしています。

30代の太っていた時期の私は、自分のことを「老いた、衰えた」と感じていました。しかし38歳で走り始めて痛感したことは、老いたのではなく、運動しないから機能が低下していただけで、運動すればいくらでも若返るということでした。苦しくない、自分の走りたいペースでなら続けることは辛くないのです。

この項を読んでその気になった方は、ぜひ超スロージョグを試してみてください。

30

ランニングの効能

・心肺機能の強化

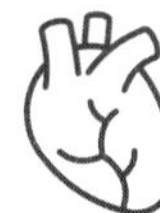

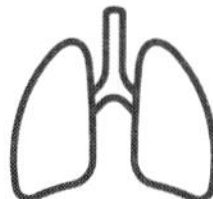

疲れにくくなる
血行が良くなり基礎体温上昇

・足の筋力が上がる
・コレステロールが下がる
・メタボの改善
・ストレスが軽減される　など

速く走る必要はない

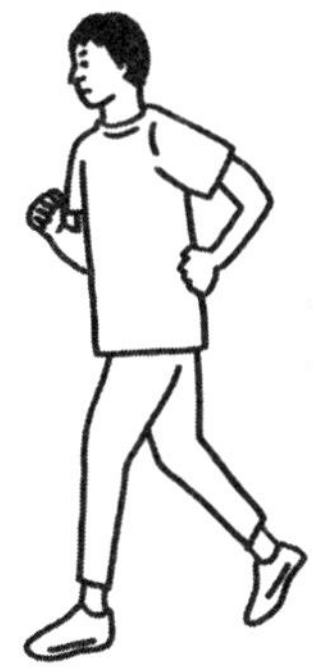

歩幅は短く
20分くらいを目安に
心拍数は140以下

31 有酸素運動と無酸素運動のバランスをとる

運動を習慣化する際に、ひとつ注意して欲しいことがあります。それは有酸素運動と無酸素運動を両方行うということです。

有酸素運動とは、ランニングやウォーキング、サイクリングなど時間をかけて行う運動です。一方無酸素運動とは、筋トレや短距離ダッシュなどの高負荷で時間が短い運動です。有酸素運動と無酸素運動は意味合いも効果も異なってきます。

有酸素運動を習慣化すると下半身が強化されるとともに、血流が良くなり心肺機能も高まって身体が活性化されていきます。併せて脂肪燃焼効果があり、体重を落とすなどのダイエットにも適しています。

一方無酸素運動は筋肉量を増やす効果があり、結果として代謝量が上がり、生活しているだけでより多くのエネルギーを消費するようになります。つまり、より痩せやすく太りにくい体質を作れるのです。

有酸素運動と無酸素運動をバランスよく行うことで、痩せやすい身体で、なおかつたくさんの脂肪を燃焼することができるようになります。私の場合、有酸素運動はランニングとウォーキング、無酸素運動は筋トレを行っています。

有酸素運動と無酸素運動のバランスが大切と書きましたが、詳しく説明します。

実は有酸素運動ばかりを行い、筋トレなど無酸素運動を行わないと問題が起こります。

有酸素運動には脂肪燃焼効果があるのですが、そのとき燃焼されるのは脂肪だけではありません。脂肪と一緒に筋肉も分解されてしまうのです。したがって**有酸素運動だけを習慣化して無酸素運動を行わないと、徐々に筋肉が落ちていきます。すると身体の代謝も落ちていき、痩せにくく太りやすい体質になってしまうのです。**

長い距離をコンスタントに走っていれば極端に太るということはないのですが、走るのをやめたり走る距離を短くしたりして運動量が落ちると、体重が増えやすい状態になってしまいます。ですから、**しっかり筋トレも行って筋肉量を増やすようにしつつ、有酸素運動も行うことが大切なのです。**

実は、私自身もこの法則を知らなかったために、リバウンドしかかった経験があります。

先に書いたとおり、私はランニングと食事を整えることで27キロのダイエットに成功しました。しかし、このときはまだ筋トレの重要性をわかっていませんでした。

ダイエットに成功して書籍を出版したあともランニングは習慣として継続していました。一方、筋トレはきちんとした指導を受けたことはなく、自宅で軽く腹筋と腕立て伏せをする程度。すると、ほんの少しずつですが、走っているのに体重が増え始めたのです。体脂肪率も下がらなくなり、不思議に感じていました。その後もじわじわと体重の上昇が続き、105キロから78キロまで落とした身体が、6年後には87キロまで増えてしまいました（私の身長は190センチです）。

このままではまずいと感じた私は、パーソナルトレーニングのジムに通い始めました。そこで初めて、有酸素運動と無酸素運動のバランスの大切さを教えてもらい衝撃を受けたのです。私のトレーナーさんはフィジークというボディビルに似た競技の全国大会にまで出る選手だったのですが、「ランニングをすると筋肉が落ちるので有酸素運動は最低限しかしない」と明言していました。

トレーナーの指導のもとしっかりしたフォームで筋トレを続けたところ、増え続けていた体重は減少に転じて80キロを切るようになり、今も80キロ前後をキープできています。

ただパーソナルトレーナーのジムに通うのには、安くない費用がかかります。

当時私は週に1回ジムに通っていたのですが、トレーナーには「週1回では効果が薄いので、自宅でもトレーニングして欲しい」と言われました。週2回パーソナルトレーニングを受けると予算オーバーだったので、可変ダンベルとトレーニングベンチ、それにヨガマットなどを購入して自宅トレーニングもできるようにしました。

週1回のジム通いだけのときは、その日はすごく頑張った気がして筋肉痛も出ていたのですが、体重も体脂肪率もあまり変わりませんでした。トレーナーに教えてもらったフォームと負荷を守って自宅で毎日少しずつトレーニングをするようになって、体重と体脂肪率が減るようになったのです。

その後はチケット制のパーソナルのジムに移り、「自宅筋トレ」を中心にして、数カ月に一度だけジムでトレーナーにフォームや負荷のチェックをしてもらうようにしています。

私のおすすめは、自宅筋トレをメインにしつつ、フォームや強度を定期的にトレーナーにチェックしてもらうスタイルです。ジム通いが続かないという話はあちこちで聞きます。

ジムまで出かけていく時間と労力が億劫になり、幽霊会員になってしまう人が多いのです。パーソナルトレーニングだとトレーナーと約束しますから続けることはできますが、週に2回も3回もパーソナルトレーニングを受けられる人は限られます。

週に1回や2週間に1回のトレーニングだと、やった気持ちにはなりますが、現実的な効果は薄いものです。筋トレの頻度をできるだけ高めてください。

可能であれば可変ダンベルやベンチを購入して、自宅で気軽に筋トレができる環境を作り、数カ月に一度トレーナーにチェックしてもらう形にすれば、実行しやすくコストも安く済みます。私は1日3種目程度を3セット、部位を変えて毎日行っています。

運動は何より気軽に実行できる環境を作ることが習慣化のカギです。ランニングやウォーキングは道具がいらず、すぐ始められるメリットがあります。筋トレも自重トレーニング（自分の体重を使ったトレーニング　腕立て伏せなど）で構わないので、頻度を上げて習慣化するようにしてみてください。

31

有酸素運動＋無酸素運動

有酸素運動

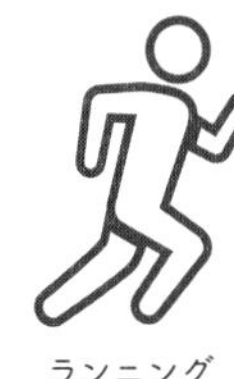

ランニング　　水泳　　など

無酸素運動

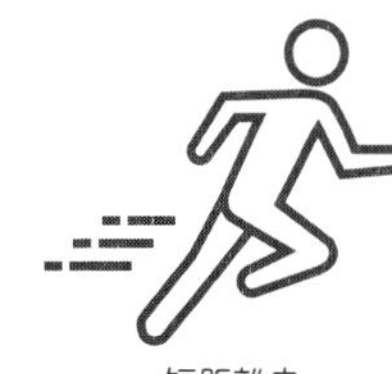

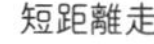

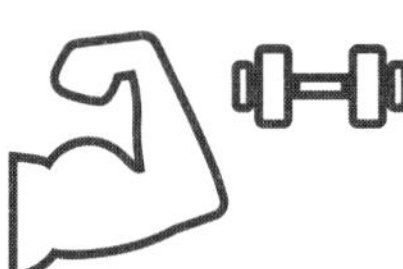

短距離走　　筋トレ　　など

有酸素運動は脂肪とともに筋肉まで減ってしまう
筋肉が減ると基礎代謝が落ちるので太りやすくなる

だから、無酸素運動で筋肉をつける

32 鍛えるだけではなく「ストレッチ」で緩める

前項では、有酸素運動と無酸素運動を組み合わせることが大切と書きましたが、もうひとつ大切なことがあります。それは身体をほぐして緩める「ストレッチ」です。

我々人間は、社会で行動していくために、本来の身体のバランスを崩すような生活スタイルを送っています。

例えば、仕事でパソコンのマウスをよく使う人はマウスを握っている手を酷使します。オフィスで、上司が自分の左側に座っている人は、右よりも左を向いて会話する時間が長くなり、左右のバランスが崩れます。長距離を運転する仕事の人は、狭い運転席に長い時間同じ姿勢で固定されることになりますし、逆に長い時間立ちっぱなしの人は、腰や脚に負担がかかり続けます。

このように**日常生活によって身体のバランスが崩れやすくなっているうえで運動をすると、さらにバランスが崩れることがあります。**

左右の筋肉のバランスが悪い状態でランニングを続けると、右足と左足でシューズの底の減りかたが違う、というようなことが起こります。本人は気づいていないのですが、身体が傾いて左右の脚の出方がずれているのです。こうなるとケガをしやすくなります。

腰に負担がかかったまま筋トレでスクワットをしたりすると、ぎっくり腰を誘発することもあります。

私自身、以前は**「鍛える」ことばかりに意識がいって「緩める」ことを怠っていたため、しょっちゅう故障をしていました。**運動は強度を上げれば上げるほど、身体への負荷が高くなっていきますので故障しやすくなるのです。

ランニングも当初は歩幅くらいのスロージョグだったのが、レースに出るようになるとタイムを良くしたくてスピード練習をするようになりました。その結果、脚全体にも腰にも負荷がかかり、足底筋膜炎という足の裏の炎症や急性腰痛で歩くことも厳しい状態になったことが何度もあります。

当時は身体を痛めたら病院や整体、カイロプラクティックに飛び込んで痛い思いをしながら治す、というのを繰り返していました。

それが大きく変化したのはパーソナルトレーニングに通い、筋トレと同時にストレッチの重要性を教えられてからでした。

日々我々の身体はゆがみ、こわばり、凝り固まっていきます。強度の高い運動をすると、ときとしてゆがみが強化されてしまうこともあります。ですから、日常的にストレッチを取り入れることで、身体を緩める習慣を持ちましょう。

私も日常にストレッチを取り入れるようになってから、急性腰痛はピタリとなくなり、脚の故障も減りました。今は自宅のリビングにヨガマットとストレッチポールを出しっぱなしにして、気が向いたときに寝ころんで身体を緩めるようにしています。またお風呂あがりや眠る前に、ベッドを使って腰を大きくひねるストレッチもしています。

我々の身体は年齢とともに硬くなっていきます。関節自体が硬くなるのではなく、関節の周囲の軟骨の稼働域が狭くなることで身体が硬くなるのです。ですから、**日々ストレッチでほぐしたり伸ばしたり緩めたりすることで、稼働域を広げ身体を柔らかくすることができます。**

柔軟で稼働域が広い身体は怪我をしにくいものです。ぜひ日々の生活に運動とともにストレッチも取り入れてください。1日10分程度で十分効果があります。

32

運動はストレッチとセットで

年齢を重ねると身体はどんどん硬くなる

運動するとケガをしやすい

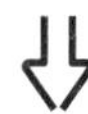

こまめに体を伸ばしておく

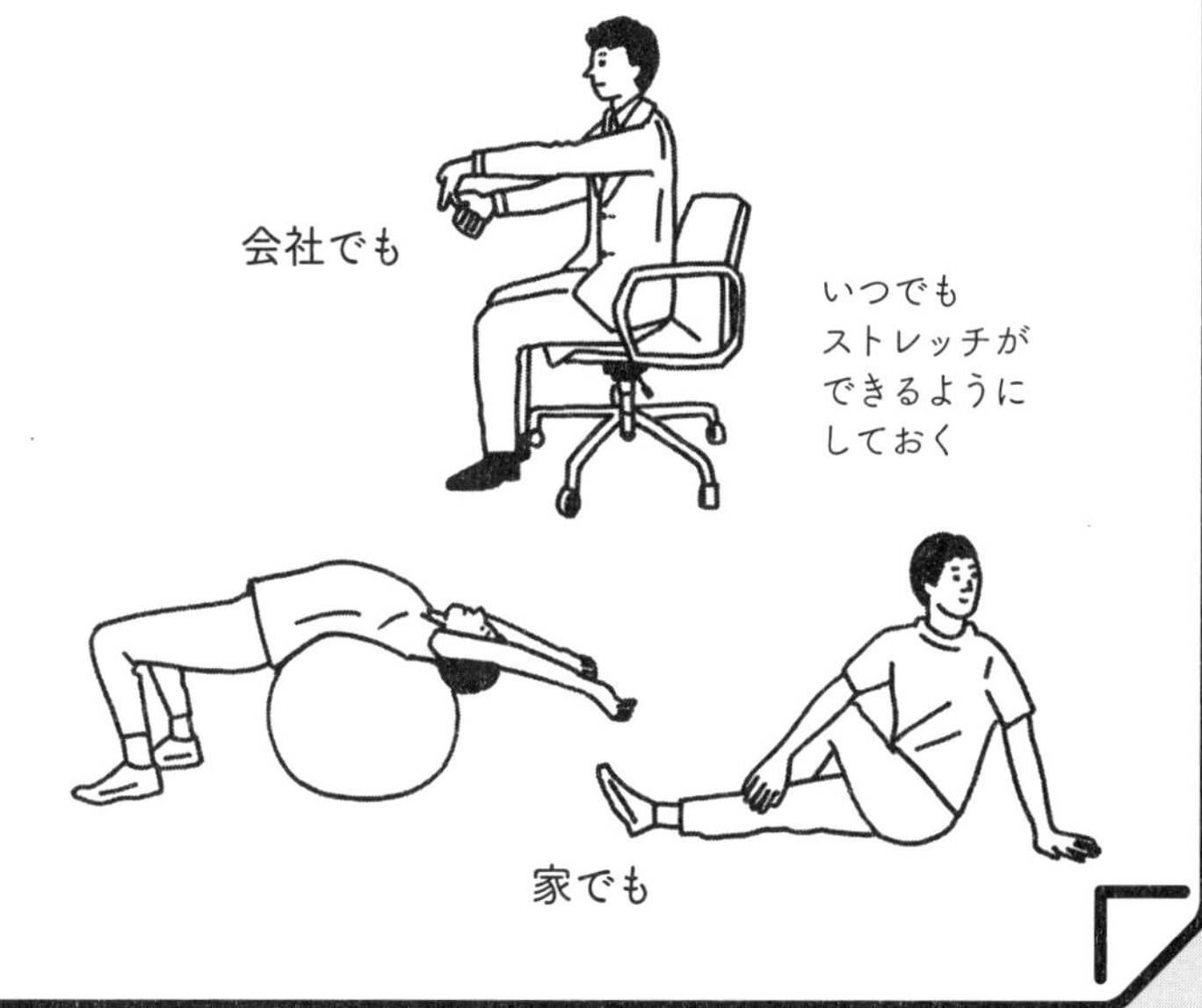

33 運動習慣はラクラク始めて少しずつ負荷を上げるのが鉄則

運動する習慣を身につけるためにはひとつ鉄則があります。それは、いきなり頑張り過ぎず、ラクラクできるレベルからスタートすることです。これは運動に限らず、すべての習慣化でも同じです。

何かを新たに始めようとするとき、我々はやる気に満ちています。

例えば、休日にテレビでマラソンのレース中継を見て感動して、「よし、自分もランニングを習慣化して将来はマラソンレースに出よう」と決意したなら、その瞬間がやる気のピークになります。

この状態でランニングを習慣化しようとすると、気分が高揚しているのでハードルの高い目標設定をしてしまいがち。例えば「毎日5キロ走る」というような、初心者には無謀な目標を掲げてしまうのです。

やってみるとわかりますが、まったく運動していなかった人がランニングで5キロ走るのは大変です。

なんとか初日は走りきったけど、翌日目覚めると両脚は激しい筋肉痛、しかも窓の外を見ると雨が降っている。こうなったら、もうモチベーションは低下してしまいそうです。毎日走るということは、平日も走らなければなりません。平日には仕事がありますから、走るなら早朝か昼休み、または仕事が終わったあとということになります。

やる気がピークのときに立てた目標はハードルが高過ぎて、ちょっとしたことで実行できなくなりがちです。高いハードルを越えられず挫折するとやる気が一気に失せて自己嫌悪状態となり、早々に諦めてしまい、結果として三日坊主になる。これが多くの人が運動の習慣化に失敗する典型的なパターンです。

さまざまな習慣化の取り組みの中でも、運動を習慣化することは、もっとも難しい部類に入ります。運動の習慣化は時間もかかりますし、身体に負荷をかければ疲れるし、筋肉痛にもなるので、軌道に乗るまでの抵抗が大きいのです。

一般的な習慣は3週間程度で身につくと言われていますが、運動習慣は3倍の60日程度必要という意見もあるくらい難易度が高い。そもそも難易度が高いわけですから、ハードルを上げてしまうと挫折する確率が高くなってしまいます。

運動を習慣化するときは、身体も心も余裕があるラクラクできるレベルの目標設定にしましょう。ランニングなら500メートル、筋トレなら腕立て伏せや腹筋を10回程度で構いません。その代わり、できる限り毎日続けてください。習慣化は毎日続けるほうが、飛び飛びに実行するよりも定着しやすいからです。

ラクラクで良い代わりに毎日続けていくと、少しずつ慣れていきます。1カ月ラクラクで続けられたら、少しだけ負荷を上げましょう。1カ月継続できていれば、負荷を上げても簡単に続けられるでしょう。そしてさらに1カ月続いたら、もうちょっと負荷を上げるという形式で継続していくのです。前月の実績よりも少し高い目標を掲げて実践することで、少しずつ身体が鍛えられていくのです。

頑張ってギリギリのレベルまで自分を追い込んでしまうと続かなくなります。運動の習慣化のコツは、ラクラクのレベルを少しずつ上げていくことです。

そのためにも、スマホのランニングアプリや習慣化サポートアプリなどで記録を残していくのがおすすめです。数値化することで、先月は何キロランニングやウォーキングをしたか、筋トレを何セットやったかが確認できます。

33

続ける習慣

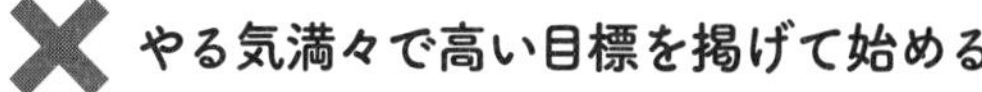

今日から毎日5キロ走る

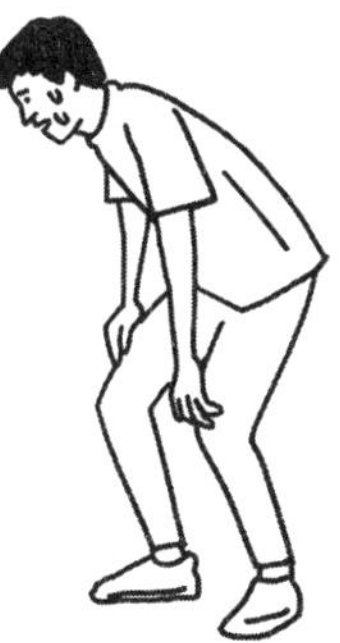

できなかったり、
きつかったりする
ので挫折する

小さくて簡単なことを毎日行う

1日10回（1カ月）
↓
1日15回（1カ月）
↓
1日20回（1カ月）

できたら徐々に
ハードルを
上げていく

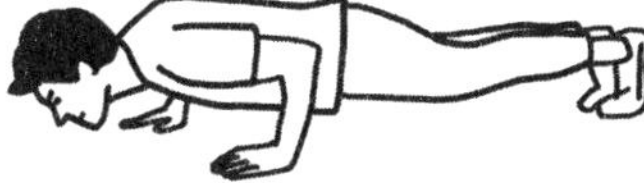

34 不足しがちな栄養素を積極的に摂る

3章の食事の項で、「多くの現代人が糖質を摂り過ぎているので制限するべきだ」と述べました。その一方で、不足している栄養素があります。それは、たんぱく質、ビタミン、ミネラル、そして食物繊維です。

たんぱく質は我々の身体を作る土台となる栄養素で、肉、魚、豆腐や納豆といった大豆加工食品などに多く含まれます。

ビタミンとミネラルは「微量栄養素」とも呼ばれ、少量ですが身体の機能を調整するのに不可欠です。

ビタミンは総称であり、ビタミンA、B、C、D、E、Kなどがあり、さらにBはB_1、B_2、B_3（ナイアシン）、B_5（パントテン酸）、B_6、B_9（葉酸）、B_{12}と細分化されています。ひとつひとつのビタミンについて詳細に解説すると1冊の本になってしまうので省きますが、ビタミンは身体の機能を整えるのに重要な役割を担っており、不足するとさまざまな不調をもたらします。

ビタミンが多く含まれる食品は、野菜（ピーマンやブロッコリーなどの緑黄色野菜）、果物、レバー、豚肉、魚、卵などです。

ミネラルはカルシウム、マグネシウム、カリウム、ナトリウム、亜鉛、鉄など必須のもので16種類あります。ミネラルも身体の機能維持に不可欠のもので、ビタミンと同様かそれ以上に不足しがちです。

ミネラルを多く含む食品は、ひじきや昆布や海苔などの海藻類、ドライフルーツ、納豆や豆腐などの大豆加工食品、ナチュラルチーズやヨーグルトなどの乳製品、アーモンドなどのナッツ類、干し海老やカタクチイワシやアサリなどの魚介類などです。またヨーロッパ産の硬水のミネラルウォーターにも、その名のとおりミネラルが多く含まれています。

ミネラルの中でマグネシウムは、食品から摂る方法以外に皮膚から吸収させる方法もあります。エプソムソルトと呼ばれる硫酸マグネシウムの入浴剤をお風呂に入れて入浴するのです。「ソルト」という名称ですが、塩ではありません。エプソムソルトは本来無色透明で匂いもありませんが、リラックス効果を高めるためにさまざまな香りを加えたものも売られています。

食物繊維は、我々人間の消化酵素では分解されない食品中の難消化性成分の総体です。消化・分解されないのでエネルギーにはなりませんが、我々の身体、特に腸の働きに重要な役割を担っています。さらに食物繊維は、水溶性と不溶性に大別されます。

水溶性の食物繊維は、海藻類、イモ類、野菜、果物、大豆加工食品などに多く含まれます。水溶性の食物繊維は体内の水分によって溶けてゼリー状になり、腸内に貼りつくことで糖質の吸収を抑える働きがあります。また、小腸でコレステロールや胆汁酸に吸着して便として体外に排出し、コレステロール値を下げてくれます。

一方、不溶性の食物繊維は水には溶けないもので、腸内の掃除をする役割を担っています。便の量を増やし、腸の活動を活発にさせる効果があります。また、ビフィズス菌や乳酸菌などの善玉菌のエサとなるため、腸内環境を良くしてくれるのです。**不溶性の食物繊維は、玄米、ごぼう、レンコン、とうもろこし、豆類、きのこ類などに多く含まれています。**

ビタミン、ミネラル、食物繊維を多く含む食品は、意識しないと日常的にあまり摂らないものが多いと感じませんか？　ファストフードや冷凍食品、飲食店などの食事が中心になると、どうしても不足しがちです。

なお、食事で十分な量が摂れない場合は、サプリメントで補うことも有効です。

食事のバランスという意味では、塩分に関しても注意が必要です。

塩分の摂り過ぎは身体に悪いという説がありますが、塩分自体が悪いというよりも「精製された食塩の摂り過ぎ」が良くないのです。海塩などの自然塩には豊富なミネラルが含まれ身体を整えてくれますが、精製塩はほぼナトリウムしか入っていません。

海塩に含まれるミネラルにはナトリウムを排出させる働きがありますので、自然と身体が整うようになっています。食塩を摂り過ぎると高血圧などの原因になりますので、家庭で使う塩を海塩などの自然塩に置き換えましょう。

私は沖縄の「粟国の塩」という自然塩を愛用していますが、食塩のような塩辛さは弱く風味豊か、旨みもあって美味しくいただけます。もちろん自然塩に置き換えても摂り過ぎは良くありませんが、極端な減塩はかえって害があるという説もあります。

高血圧の要因は塩分摂取だけの問題ではなく運動不足や睡眠の乱れ、ストレスも関係している場合が多いので、短絡的に塩分を減らせば良いということにはなりません。


塩分と並んで気になるのがアルコールの摂り過ぎ、飲み過ぎでしょうか。

お酒はほどほどなら身体に良いという説もある一方で、少量でも身体に悪いという説もあります。私は適量を楽しむなら良いのではないかと思いますが、太りやすいお酒と太りにくいお酒がありますので、意識すると良いでしょう。

太りやすいお酒はビールや日本酒など穀類を醸造して作ったお酒です。特に日本酒は糖分が多いため、もっとも太りやすいお酒と言えるでしょう。ビールも「ビール腹」という言葉があるとおり、太りやすいお酒の代表格です。甘いジュースを使ったカクテルや砂糖を入れているリキュール類も同様です。

一方、**太りにくいお酒はウィスキーや焼酎に代表される蒸留酒、それに甘くない赤ワインなどです。**

いずれにしても太りにくいとはいえ、飲み過ぎには気をつけましょう。

34

バランスの良い食事を

タンパク質

- 肉
- 魚
- 大豆加工食品

など

ビタミン

- 緑黄色野菜
- 果物
- レバー

など

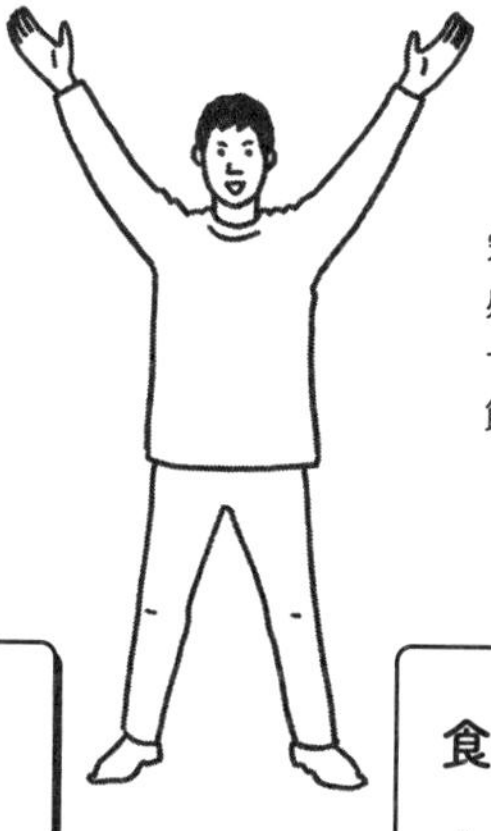

ファストフードや冷凍食品では摂取しづらいものが多い

栄養が足りないと感じたらサプリメントを飲むのも有効

ミネラル

- 海藻類
- 乳製品
- ナッツ

など

食物繊維

- イモ類
- 玄米
- きのこ類

など

35

ファストフードはなぜ太る？ メカニズムを知ろう

40歳を過ぎると肥満傾向が強まってくるので、太りやすい食べ物がどのようなものなのか、なぜ太りやすいのかのメカニズムを知っておくことが重要です。太りやすいものを意識せずに食べている人と、意識して遠ざけている人では自ずと体型が変わっていきます。

例えば、ハンバーガーに代表されるファストフードは太りやすい食べものです。**ファストフードは、「安い価格でおなかがいっぱいになる」ことを目的にしています。人の身体を健康にするかどうかより、安くて美味しくて速く提供できることが優先されているのです。**

ハンバーガーとフライドポテト、コーラというセットがありますよね。このセットには、前項で書いたビタミンやミネラルといった微量栄養素も食物繊維もほとんど含まれていません。栄養素は食品を加工すればするほど失われていくのです。

ある大手ファストフード店のフライドポテトは一旦工場で揚げたものを冷凍し、店舗で二度揚げしています。肉も塊肉やスライスではなく、ひき肉にしてつなぎを加えています。

冷凍食品やファストフードに加工した食品が多いのは、加工のプロセスでつなぎを加えることで価格を安くできるからです。

前項で推奨したたんぱく質、ビタミン、ミネラル、食物繊維をたっぷり摂る食生活をやってみるとわかるのですが、コストがかかります。ハンバーガーのセットと同じ金額で満腹になる量の野菜と肉や魚を用意するのはかなり難しいでしょう。

では、なぜファストフードが太りやすいのでしょうか。

先ほど説明したとおり、ファストフードの食品には我々の身体にとって必要なたんぱく質、ビタミン、ミネラルなどが不足しています。栄養素は不足しているのですが、カロリーは高いのです。ハンバーガーのバンズは小麦でできていて糖質を多く含みます。揚げたポテトも脂質と糖質を多く含むハイカロリーな食べ物です。コーラは糖質を含みエネルギー量は多いのですが、栄養は足りません。

食べ物から十分な栄養が摂取できないと、脳は身体から「栄養が足りない」という情報を受けます。するど脳は「もっと栄養を摂らなければ」と判断して、「食べ足りない」というメッセージを発します。

食べ足りないと感じた我々は何かを食べようとするわけですが、そのときに栄養に関する知識がないと、すぐにエネルギーに変わる食品を食べたいと感じるのです。すぐにエネルギーに変わるのは糖質なので、スイーツやジュース、もしくはポテトチップスやチョコレートなどに手が伸びます。しかしスイーツやジュースには微量栄養素もたんぱく質も含まれませんので、再びカロリーばかりが体内にやってきて栄養は不足したままです。したがって**栄養が足りないのにカロリーオーバーで、さらに食べ過ぎるという悪循環が生まれてしまうのです。**

厚生労働省による「国民健康・栄養調査結果」によると、所得が低い人ほど肥満の割合が高いという調査結果が出ています。所得が低い人は安くて手軽なインスタント食品やファストフード、それにスナック菓子などを多く食べる傾向があるのです。

ファストフードやインスタント食品はたまに食べる分には良いですが、日常的に食べることは避けましょう。

35

栄養の足りない食事は太る

生きていくために必要な
栄養素が足りない食事を摂る

 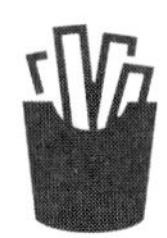 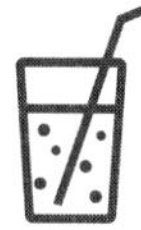

量は十分だが、質（栄養）が足りないので、
脳から「もっと食べろ！」という指示が出る

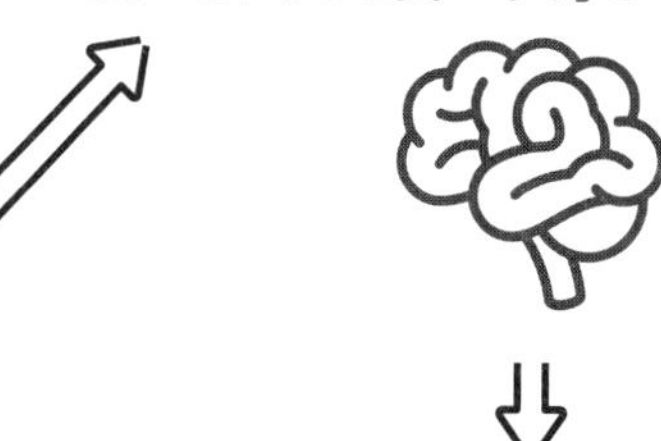

⇩

さらに栄養が足りない食べものを口にする

 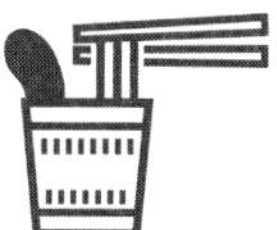

36

「良い油」と「悪い油」を知り、「悪い油」を遠ざける

脂質というと、「脂肪＝肥満」という悪いイメージが強いかもしれません。脂っこいものや揚げものは太りやすいという連想をする人も多いでしょう。しかし脂質は五大栄養素のひとつで（残り4つは、糖質、タンパク質、ビタミン、ミネラル）、我々が生きていくうえで必須のものでもあるのです。

大切なのは、糖質と同様に摂り過ぎないことと、身体に良い油と悪い油があることを知り、悪い油を遠ざけることです。

まず覚えておきたいのは、脂質は糖質と一緒に摂取すると太りやすいという点。

3章で触れたとおり、糖質を摂取すると膵臓からインスリンという血糖値を下げるホルモンが分泌されます。インスリンは血糖値を下げるとともに、体内の油を体脂肪に定着させてしまう働きを持っています。なので、唐揚げと白米ごはんとか、かつカレー、ドーナッツのような、脂質と糖質の組み合わせでできている食べ物は一番太りやすいと言えます。

糖質をあまり含まない食事にすることで、太りにくい油の摂り方ができます。例えばオリーブオイルをグリーンサラダにかけて食べるなどは、太りにくい油の摂り方の一例です。

次に良い油と悪い油についてです。油は何種類にも分類されるため、すべてを解説すると複雑になってしまうので、大切な部分だけをかいつまんでお話しします。

油は、バターや肉の脂身のように常温で固体の飽和脂肪酸と、オリーブオイルのように液体の不飽和脂肪酸に大別されます。不飽和脂肪酸には、我々が体内で作ることができず、食品から摂取しなければならない必須脂肪酸があります。

必須脂肪酸は大別すると、オメガ3脂肪酸とオメガ6脂肪酸の2種類があります。現代日本で無意識に暮らしていると圧倒的にオメガ6の油を摂り過ぎており、オメガ3が足りなくなる傾向にあります。

オメガ3の油は亜麻仁油、エゴマ油などがあり、アジ、イワシ、サバなどの青魚にも豊富に含まれます。

オメガ6の油はいわゆる植物油で、ゴマ油、コーン油、べに花油、こめ油などが代表的なものです。

オメガ3とオメガ6の理想的なバランスは1：2なのですが、無意識に生活しているとその比率が1：10にもなってしまいます。

オメガ6の油は安価に製造できるため、揚げ物や炒め物などに大量に使われており、過剰摂取になりやすいのです。オメガ6の油の中には遺伝子組み換えのコーンや菜種、大豆などを使用し、化学処理をして漂白した製品も出回っています。

なお、**オメガ6の過剰摂取は、心臓病の発生リスクを急激に高めることがわかっています。**

オメガ6のひとつにトランス脂肪酸と呼ばれる加工油があります。トランス脂肪酸は摂りすぎると動脈硬化のリスクがあるとして一部の国や地域では規制の対象となっていますが、日本ではショートニングやマーガリンに使われています。

また、油は古くなったり高温で加熱すると酸化します。酸化した油にはヒドロキシノネナールや過酸化脂質という有害な物質が発生し、下痢や腹痛、頭痛などの悪影響を与えるだけでなく体内に蓄積して認知症の原因になるとも言われています。

ファストフードや安価な飲食店、スーパーの惣菜売り場などは揚げ物や炒め物など、油を高温に加熱するメニューを多く揃えています。大量の商品を同じ油を使い回して揚げたり炒めたりするため、酸化しやすいのです。

また、家庭でも揚げ物に使った油を「一度で捨てるのはもったいない」と保管すると、空気に触れ続け油の酸化が進んでしまいます。

まとめると、無意識に日常生活を送っていると、オメガ3が足りずオメガ6が過剰になり、心臓疾患等のリスクが高まります。炒め物や揚げ物など高温加熱した料理や安価な加工食品には酸化した油が使われていることが多く、身体に悪影響を与えます。また、安価な油は化学処理して漂白したもので、遺伝子組み換えの穀物が使われている場合もあります。

では、どのような油が身体に良いのかについて触れましょう。

オメガ3を豊富に含む亜麻仁油やエゴマ油、オメガ9（必須脂肪酸ではない）のオリーブオイルやナタネ油を摂りましょう。先ほども述べましたが、普通に生活しているとオメガ6の比率が上がるので、意識してオメガ3を摂取するのが良いでしょう。

亜麻仁油もエゴマ油も加熱すると酸化してしまうので、生のままサラダにかけたり、マ

リネにしたりして食べるようにします。オリーブオイルも加熱に弱いので、なるべく生のまま使います。油を高温に加熱する揚げ物や炒め物はなるべく少なくし、代わりに「蒸す」「煮る」「炙る」などの調理法を優先すると良いでしょう。

良い油と悪い油を意識するようになると、町の飲食店やスーパーの惣菜などのほとんどが「避けるべき油」を使っていることに気づくことになります。無意識に生活していると糖質とカフェインを避けるのが大変という話をしましたが、同様に普通に暮らしていると悪い油を避けるのも大変です。

ですから、まずはできるだけ摂らないように意識することが大切です。

我々人間は揚げ物や甘いものが大好きという宿命を背負っています。人類が飢餓と闘ってきた長い歴史が我々のＤＮＡに刻まれているため、油がたっぷり使われたカロリーが高い食べ物は生き残るためには最高のご馳走なのです。

しかし現代人は、人類の歴史にかつてなかった「飽食」の時代を生きています。良い油を適量摂り、悪い油は遠ざける習慣を身につけたいものです。

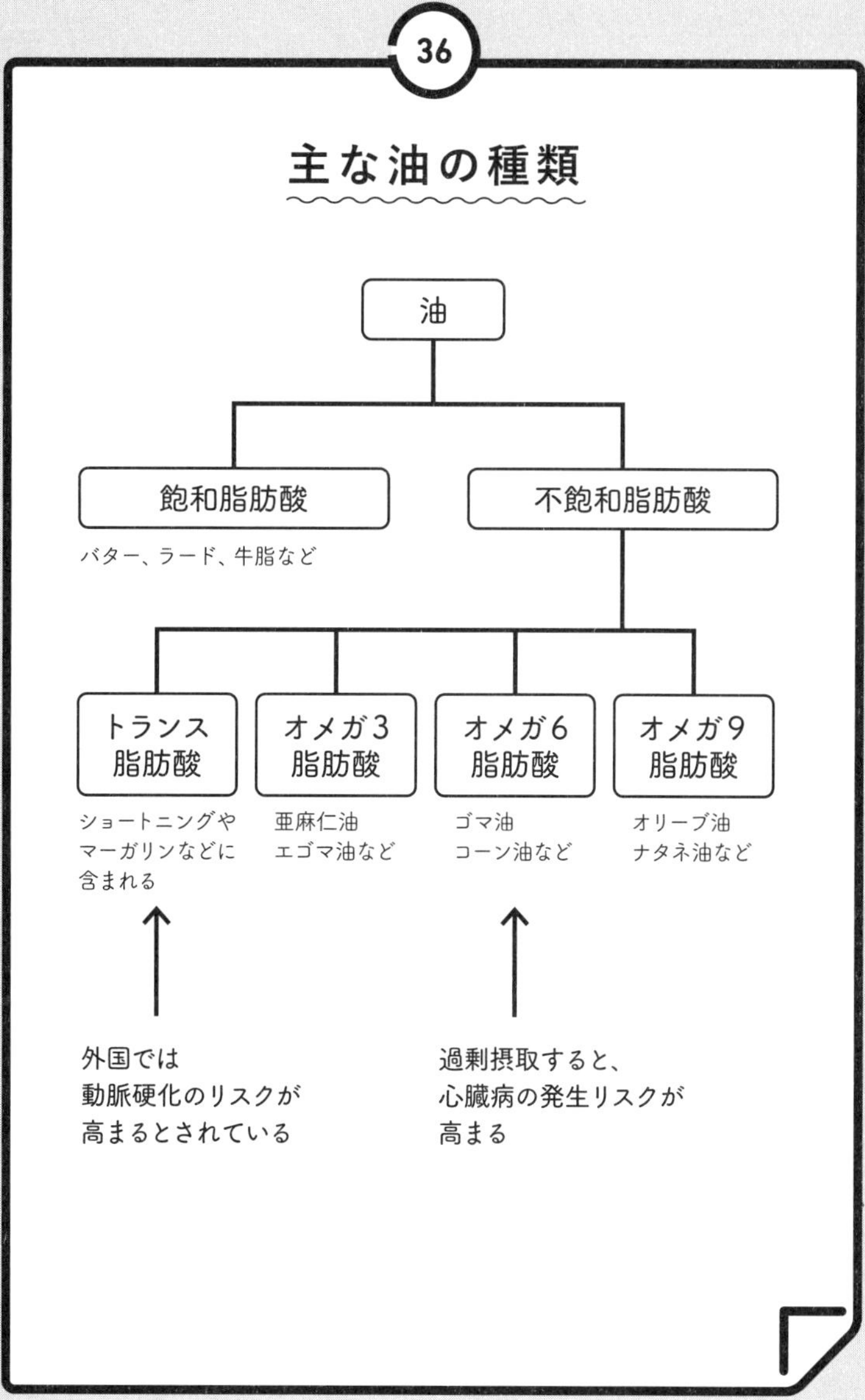
36
主な油の種類
油
飽和脂肪酸
不飽和脂肪酸
バター、ラード、牛脂など
トランス脂肪酸
オメガ3脂肪酸
オメガ6脂肪酸
オメガ9脂肪酸
ショートニングやマーガリンなどに含まれる
亜麻仁油
エゴマ油など
ゴマ油
コーン油など
オリーブ油
ナタネ油など
外国では動脈硬化のリスクが高まるとされている
過剰摂取すると、心臓病の発生リスクが高まる

37

カロリーより大切なのはGI値

40代を過ぎると太り気味の人が増え、メタボ対策としてダイエットに取り組む人も多いでしょう。ダイエットで食事を制限する人が意識するのが「カロリー」です。

ただしカロリーを抑えればダイエットになるという考え方は完全な誤りではありませんが、それだけでは不十分です。カロリーが多いか少ないかと同じくらい、ひょっとするとそれ以上に大切な指標がGI値です。

GI値とは、グリセミックインデックスの略で、食品がどれくらい勢いよく血糖値を上げるかを数値化したものです。ブドウ糖を100としており、数値が100に近いほど血糖値が急上昇し、低いほど血糖値の上昇が緩やかになるものです。

GI値が高い食品は、食パン95、白米ごはん88、うどん85、じゃがいも90、にんじん80などです。一方、GI値が低い食品はほうれん草15、ブロッコリー25、しいたけ28、プレーンヨーグルト25などとなっています。

血糖値が急上昇すると膵臓からインスリンが大量に分泌されて、その後血糖値が急降下します。**血糖値が急降下すると激しい空腹感を覚えるため、つい間食やどか食いをしてしまうのです。さらに、インスリンは体内の油を脂肪として定着させる働きがあるため、太りやすくなってしまいます。**

例えばダイエットのために「今日は食事を軽くしよう」と考えてランチを「素うどんだけ」というのは、確かにカロリーは少なめですが、GI値が高い食品であるためオススメできません。同様にコンビニでおにぎりだけ買って食べよう、というのも血糖値の急上昇を招く食べ方です。

コンビニでおにぎりを買うなら、GI値が低い野菜サラダを一緒に買いましょう。GI値が低い野菜サラダから先に食べ、あとからおにぎりを食べるようにすることで血糖値の上昇をおだやかにすることができます。

サラダをプラスするので、おにぎりだけのときよりカロリーは上がりますが、**血糖値を急上昇させない食べ方のほうが結果としてダイエットには有効なのです。**

この場合気をつけたいのが、市販の野菜ジュースには置き換えないことです。野菜ジュースは飲みやすくするために大量の砂糖が加えられています。野菜サラダでもジュースでも一緒だろうと野菜ジュースとおにぎりにしてしまうと、血糖値の急上昇が起こってしまいます。

GI値が高い食品は、いわゆる「主食」と呼ばれるものに多いため、まったく食べないことは難しいと思います。その場合、食事の際に食べる順番を変えましょう。それだけで、血糖値の上昇を緩やかにする効果があります。**サラダなどの野菜類から食べ始め、続いて肉や魚などのおかずに移り、主食のごはんやパンはあとから食べるのです。**

加えて、**主食の種類を「白い」ものから「茶色い」ものに変えることも有効です。**ごはんを白米ではなく玄米にする、パンを全粒粉パンにするなどの工夫で、GI値の低い食事にすることができるのです。

また、空腹のときにおやつとして何か食べたいなら、素焼きのナッツ類がおすすめです。チョコレートが食べたいならカカオ高濃度のものを選び、ナッツ類のあとに食べるようにしましょう。

37

食べる順番も大事

血糖値を急上昇させない食べ方

野 菜 （ビタミン、ミネラル）

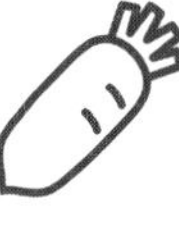

肉・魚 （タンパク質、脂質）

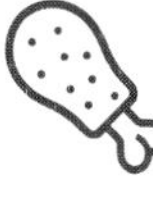

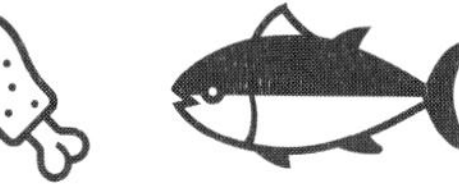

ごはん・パン・パスタ （糖質）

肥満防止につながる

メンタル

38

他人と自分を比較する癖をやめる

アメリカ国立科学財団が2005年に実施した調査によると、人間は1日に1・2万〜6万回、思考を行っているそうです。そしてその8割がネガティブな思考とのこと。さらに1日の思考の95％は、前日と同じ思考を繰り返しているのだそうです。つまり**我々は多い日は4万回以上ネガティブなことを考え、それをぐるぐるとループさせながら生きています。**

ネガティブなことを考えてしまうのは、なにもあなただけではありません。人類のDNAに共通したプログラムとして刻まれているのです。しかし、そのような遺伝的な性質を持っていても、誰もが「少しでもメンタルを強くして、ネガティブな思考をポジティブに変えていきたい」と思っているでしょう。

ネガティブな思考を減らしていくために大切なことのひとつとして、他人と自分を比較する癖をやめることがあげられます。**我々は他人が自分より優れているところばかりを見**

て、自分が劣っていると決めつけて落ち込む癖を持っています。

現代はＳＮＳが全盛の時代。多くの人がＳＮＳには良かったこと、楽しかったこと、そしてなんらかの達成をしたときの報告などを競うように投稿しています。特にFacebookやInstagramでは「自慢合戦」のような投稿が多く、いかに「映え」る投稿をするかが勝負になっており、程度の差はあれ現実の姿よりも「盛った」投稿をする人も多いわけです。それらの「映え」て「盛った」ＳＮＳ投稿を見ていると、自分にはそこまでの魅力はない、劣っていると落ち込んでいく人が出てきます。

いわゆる「ＳＮＳ疲れ」と言われる状態は、常に他人と自分を比較し続けて、劣等感にさいなまれることで起こります。

他人と自分を比較しても得られるものは何もありません。

４章で解説した「ポジティブブログ」や「アファメーション」は、他人との比較ではなく自分自身の内面に意識を向けるのに有効です。

日本人は周囲との和を重んじることを美徳とする傾向が強いです。しかし、周囲を見回して空気を読むことには長所もありますが、短所もあるのです。他人に対してはその人の優れているところばかりを見るのに、自分に対してはダメ出しを続けてしまうのです。私は多少「自己中心的かな」と、自分で感じるくらいでちょうど良いと考えています。

日本人は「アサーティブ」なコミュニケーションが苦手です。アサーティブなコミュニケーションとは、**相手を尊重して礼儀は守りつつ、しっかりと自己主張することです。**

頼まれたらイヤと思っても断れない人、冷静に受け答えができず感情的に怒りをぶつけてしまう人、不満などを相手に直接言えずに陰口のような形で遠回しに伝えようとする人などは、アサーティブなコミュニケーションができていない状態です。

欧米人は学校でディベートを学ぶこともあり自己主張するのが当然という文化が根づいていますが、日本人はどうしても自己主張に感情がくっついてしまい冷静でいられなくなる傾向があります。言いたいことを言わずに自分の中に不満を溜めて落ち込むのではなく、言うべきことは「誠実」「冷静」「対等」を意識しながら発言していくようにしましょう。

言いたいことをアサーティブに言える状態になることで、「他人より劣っている」というネガティブな思考から脱出できるようになっていくのです。

38

アサーティブなコミュニケーション

感情的にならない

君は
間違ってる！
俺の言う
ことを聞け

遠慮し過ぎない

あのー
えーと
別に～

⇩

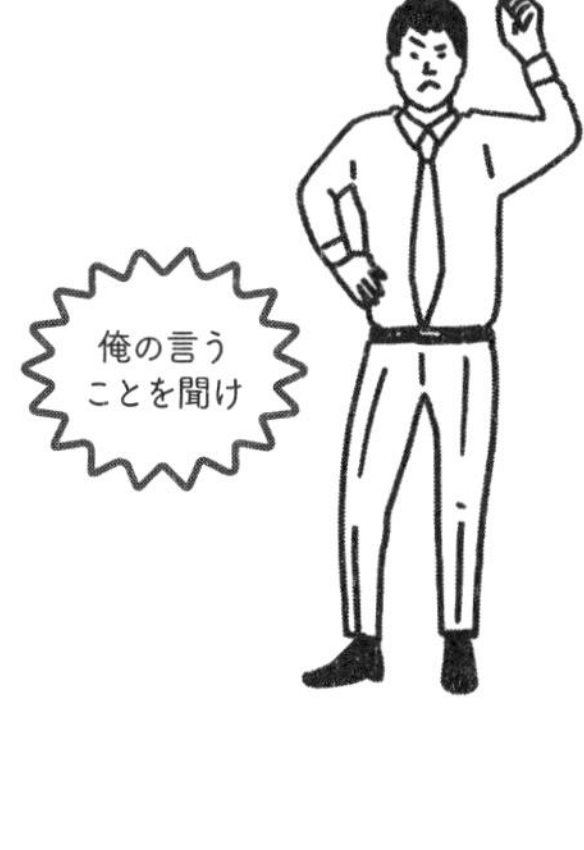

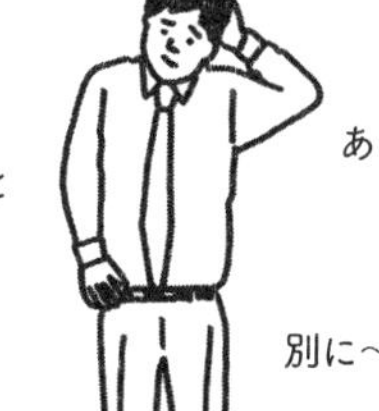

冷静に自分の意見や考えを
はっきり伝える

39 条件つきの自己肯定感から無条件の絶対的な自己肯定感へ

「自己肯定感」という言葉がよく使われますが、実は多くの人は正しい自己肯定感を認識できていません。

自己肯定感とは、「どんなときも無条件で自分を愛する力」です。例えば「仕事で失敗して自己肯定感が下がった」ということは、「仕事がうまくいっている自分でなければ愛せない」ということの裏返しです。「お客様から高い評価をもらって自己肯定感が上がった」ならば、「お客様からの評価が低い自分はダメな自分だ」と定義していることになります。

我々の多くは自己肯定感に条件をつけています。「○○ができた自分は素晴らしい」とか、「△△してしまった自分はダメな自分だ」というように。

アラン・コーエン認定ライフコーチの宮崎直子さんは著書『鋼の自己肯定感』（かんき出版）の中で「99％の人が自己肯定感を勘違いしている」と述べています。そして「自己肯定感」「自己有用感」「自己効力感」の違いについて以下のように定義しています。

「自分は誰かの役に立っている」という気持ちが「自己有用感」。

「自分は何かができる」という気持ちが「自己効力感」。

それに対して、**誰の役に立っていなくても、何もできなくても、つまり「自己有用感」も「自己効力感」もゼロに近い状態でも、そんな自分を受け入れて愛するというのが「自己肯定感」なのです。**

「自己肯定感」が低いまま「自己有用感」だけを高めようとすると、常に他人の評価ばかりが気になります。だから、本当の自分を押し殺して他人に評価されることばかりに一生懸命になり、イヤなことでも無理してするようになります。これは、「自己犠牲」の状態です。そして「自己犠牲」を続ける人は、周囲にも「自己犠牲」を強いるようになります。

「私も我慢しているんだからあなたたちも我慢するべき」という図式です。

また、「自己肯定感」が低いまま「自己効力感」だけを高めようとするのも危険です。あるがままの自分は大嫌いなので、「何かができる」ことに自分の価値を見出そうとして努力し、成果を上げようとします。このパターンだと成果が上がっている間は良いのですが、成果が上がらない状態だと「価値がない」ことになり、無価値な自分がバレてしまうと感じてしまうのです。

自己肯定感が高いというのは、他人の評価や自分の成果があってもなくても、どんなときも自分のことを愛せている状態です。

では、どうすれば本当の意味で自己肯定感を高められるのでしょうか。

それは「決意」をすることです。この項を読んだあなたは、自分が今まで「自己有用感」や「自己効力感」を追い求めてきたのではないかと気づいたかもしれません。

会社や上司から評価されるために、イヤな仕事を辛い思いをしてやってきた人は、「自己有力感」を追い求めてきたわけです。年収や肩書きに強い執着があって高いポジションにいる自分じゃないと許せない人は「自己効力感」だけを高めてきた人ということ。「年収」「肩書き」「上司の評価」「達成」「成功」「失敗」「他人との比較」、これらの「条件」をすべて外した**何もない状態の自分を愛する、愛し続けると今日から決めて、「条件つきの自己肯定感」ではなく「無条件の絶対的な自己肯定感」を高めると「決める」のです。**

失敗した自分も愛する、他人から評価されていない自分も大切にする、肩書きがなくなった自分のことも一番に応援する、どんなときも自分の過去も現在も未来も一生愛し続けるというのが、無条件の絶対的な自己肯定感なのです。

39

自己有用感と
自己効力感と自己肯定感

自己有用感

「**自分は誰かの役に立っている**」という感覚

追い求め過ぎると……
イヤな仕事でも我慢したり、他者からの評価を気にし過ぎたりする

自己効力感

「**自分は何かができている**」という感覚

追い求め過ぎると……
年収や肩書にこだわり、常に「デキる自分」でないと許せない

自己肯定感

ありのままの自分を肯定する感覚

「自己有用感」と「自己効力感」が得られなくても自分を受け入れて愛せる

メンタル 40

他人を変えようとすると消耗する

人間関係のストレスを軽減するのに重要なことがあります。それは「他人を変えようとしないこと」です。**我々は他人のことを変えることはできません。変えることができるのは自分だけです。**他人を変えようとすればするほど相手は反発し、自分も消耗するだけです。

上下関係があれば、一時的に相手を従わせることはできるかもしれません。しかし、それはあくまで表面的に相手を従わせているだけで、上下関係がなくなった瞬間に人間関係も壊れてしまうでしょう。

実際に行動に移さなくても、「相手を変えたい」と心の中で思っているだけでストレスになります。なぜなら、他人は絶対にあなたが思うような行動をとってくれないからです。

例えば「君は、もっと早く仕事に取りかかるべきだ」と、どんなにあなたが思っても、本人が「早く仕事に取りかかろう」と心から思っていない限り状況は変化しません。

「夫は、もっと家事と育児に協力的であるべきだ」とあなたが心から願っても、夫が協力的ではない現実を変えることはできません。

仕事に早く取りかかるべきだと思っているのは、部下本人ではなくあなたです。部下は別に急いで取りかかる必要はないと思っているからこそ、放置しているのです。

家事や育児を妻に任せっきりにしている夫は、自分が仕事をして稼いでいれば良い、と本心では思っているので妻に任せっきりなのです。

そんなときに相手を変えようと怒りをぶつけたり、圧力をかけても事態は好転しません。

では、どうすれば良いか。それは「**対話**」を重ねるに尽きます。感情的になって相手を責めたり、自分の側の論理で相手を追い込むのではなく、まずは相手の話を聞く姿勢が大切です。

このときに大切なのが「アイ・メッセージ」です。アイ・メッセージとは、主語を「私」=アイ（I）にして、自分の意見を相手に冷静に伝える方法です。

「君は、もっと早く仕事に取りかかるべきだ」だと、「君」=ユー（You）が主語になっています。

アイ・メッセージを用いると「私は君にもっと早く仕事に取りかかって欲しいと願っている」となります。自分の思いを相手に伝える形だと強制的にならず、相手も冷静に聴くことができます。

アイ・メッセージで自分の想いを伝えたら、次に相手が何を想っているかを傾聴します。「対話」とは自分と相手がお互いに何を想っているかを語り、そして傾聴し合ってお互いの理解を深めることを言います。

自分が想いを伝えたら、そのあとで「○○さんの今の仕事の状況はどのような状態なのかな？」と相手に発言する機会を与えるのです。

相手は「実はある取引先から急ぎの対応を求められ、優先的に処理しています。この案件が終わったら取りかかろうと思っていました」と答えたとしましょう。あなたが部下の言葉に納得したならそれで解決ですし、もしそれでは遅いと感じるなら別の提案をする機会があります。例えば「その案件はA君にサポートしてもらって、君は私がお願いした案件に入ってもらえると助かるんだけどどうかな？」というような形です。

他人を変えようとせず、アイ・メッセージで対話を重ねることで、人間関係のストレスは大幅に減っていきます。

40

アイ・メッセージとユー・メッセージ

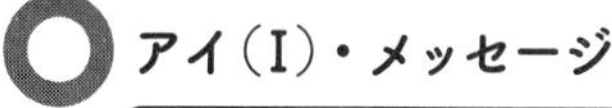

主語を「私は」にする
「こうして欲しい」のニュアンスが伝わる

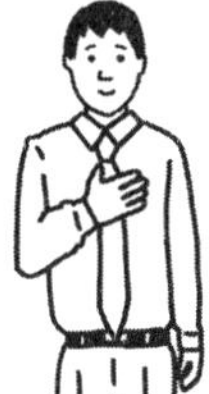

連絡をもっとしてくれると
安心します

片づけをしてくれると
きれいになって助かる

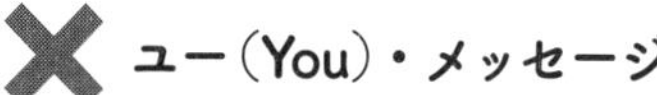

主語が「あなたは」になっている
「こうすべきだ」のニュアンスが伝わる

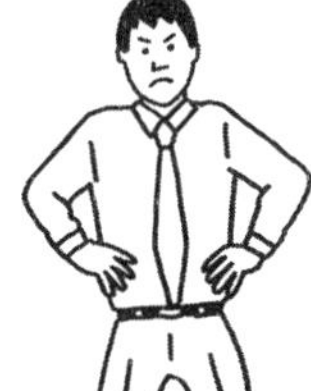

連絡はもっとしてくれ

汚いから早く片づけて

**アイ・メッセージにすると
コミュニケーションが円滑になる**

メンタル

41

良い感情も悪い感情もジャッジしているのは自分だけ

メンタルに関してよくある思い込みとして、「常に明るくポジティブでいなければいけない」というものがあります。

確かに常に明るくポジティブでいられるのが理想かもしれません。しかし、現実には1年中100%ポジティブという人は存在しないでしょう。先ほども述べましたが、人間の思考の8割はネガティブなものなので、誰もが元気がなかったり落ち込んだりする日があるのです。

しかし、多くの人はネガティブな感情が存在してはいけないと思い込んでいます。怒り、嫉妬、無力感、寂しさ、切なさ、悲しさなどの感情を「悪い感情」と決めつけて、「なかったこと」にしたがるのです。

しかし、なかったことにしようとしても、感情はなくなりません。表面的には抑え込んだつもりでも、溜め込んだ感情は潜在意識下で巨大化していき、心のバランスを崩す原因になるのです。

実際には「良い感情」も「悪い感情」もありません。感情はただそこにあるもの、湧き出してくるものです。感情に良いとか悪いとかレッテルを貼ってジャッジしているのは我々自身です。

感情はただ湧いてくるものですが、その感情を引きずるのか、発散するのか、どのように解釈するのかは、我々の理性や思考でコントロールできます。

例えば、ひどく落ち込む出来事があったとして、そのあと1日中部屋にこもってうつむいて過ごすか、気分転換のために出かけてコメディー映画を観ることにするかは、自分で選択できることです。

湧き出してくる感情が存在することを認めて、受け入れることが第一歩。そのうえでその感情をどのように扱うか、どのような行動を起こすかを選択していくことが大切です。

怒りに任せて人を責めてしまったり、落ち込んで塞ぎ込んでしまったりと感情に飲み込まれないようにするには、感情の存在を認めたうえで「自己客観視」することが大切です。

自己客観視は「**メタ認知**」とも呼ばれます。**自分のことをもう一人の自分が離れた場所から見つめるように捉えるのです。**怒りに包まれるのではなく、「あぁ、今自分は腹を立てているんだな」と、一歩離れた場所から自分を見つめる。「なぜ自分はあの人に対して怒りの感情が湧くのだろう」と掘り下げてみる。
「怒り」の感情が湧いたときに、そのまま相手にぶつけてしまえば人間関係を損なうことになります。しかし一方で怒りを飲み込んで、なかったことにすることもメンタルに良くありません。怒りという感情はあっていい。その怒りの感情をまずは受け入れ、そのうえで客観的に捉えて昇華させてあげるのです。

例えば、「上から目線でマウンティングしてくるように感じるから怒りが出るんだな」とわかったなら、相手にぶつけるのではなく自分で自分を癒してあげましょう。「そりゃそうだよね。腹が立つよね。もっともだ」と、自分の感情に寄り添ってあげるのです。

怒りや悲しみなどの感情は、誰からも理解されないと感じると大きくなっていきます。まずは自分自身に寄り添い癒しを与えてあげることで、感情は存在を認められたと感じ落ち着いていくのです。

どんな感情もあっていい。そのうえでそれらの感情とうまくつきあっていく習慣を身につけましょう。

41

メタ認知

**客観的に自分の状態を見つめることで
冷静な対応ができるようになる**

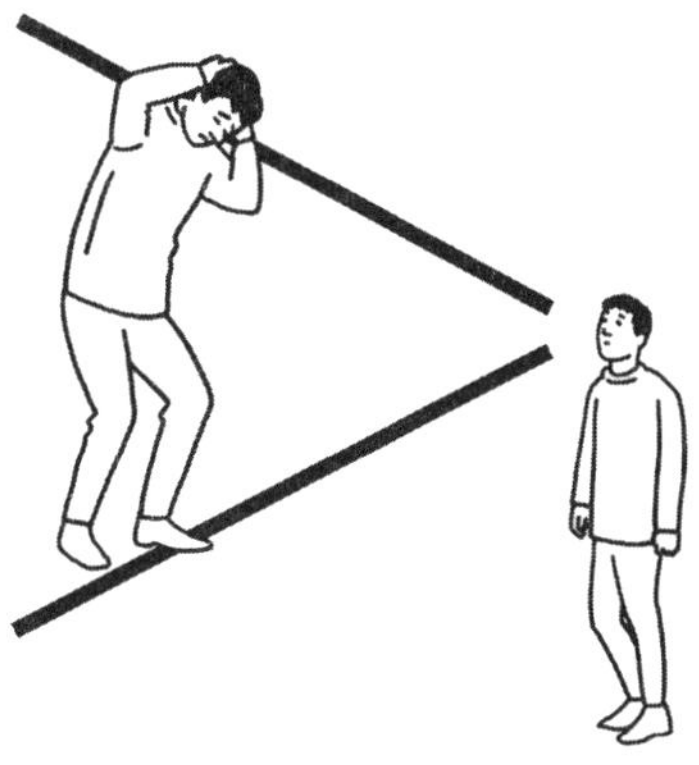

「落ち込んでいるなー」
「失敗してしまったから落ち込むよねー」

まずは自分の感情に寄り添う

「次回、失敗しないようにするには
どうすればいいかなー」

冷静に対応策を考える

42 休日は大自然の中に身を置く「癒やし」を

休日の過ごし方では、ぜひ取り入れて欲しい習慣があります。それは機会を作って都会を離れ、大自然の中に身を置くことです。人工的なものができるだけ少ない環境に行くことをオススメします。

現代に生きる我々は、平日はどうしても仕事モードになり、電子機器、電磁波、電波などに身体を晒し続けています。さらに身動きがとれない通勤電車で揉まれたり、目まぐるしいスケジュールに追われたりして、想像以上に消耗しているのです。

そもそも「時間」という概念は人間が作り出したもので、自然界には時間という区切りはありません。

若いうちは心身にエネルギーがみなぎっているので、強く「癒し」を必要としないことも多いのですが、**40代を過ぎると人工的な構造物に1年中囲まれている生活はストレスになります。**山でも海でも湖でも高原でも構いませんので、あなたの心が一番ワクワクする場所を選んで出かけてみましょう。

私自身東京生まれ、東京育ちで都心での生活を長年続けてきました。そんな私が47歳のとき、鎌倉の海街に拠点を持ち、初めて東京以外の場所に暮らすことにしたのです。当初は、東京と海街の2拠点生活、デュアルライフとしてスタートしました。

拠点を持って驚いたのが、鎌倉に向かう日は、朝からウキウキ・ワクワクしてとても楽しみにしているのに、鎌倉から東京に戻る日は、毎回心残りで後ろ髪を引かれる想いをしていたことです。

その後、東京の拠点を引き払い鎌倉の海まで徒歩1分の場所に引っ越しました。ご存知の方も多いと思いますが、鎌倉は三方を山に囲まれており、私の自宅からも10分も歩けば山に着きます。海と山、そして高い建物がなく一面に広がる空の下に生活の拠点を移して想うことは、自分は都心の生活でとても疲弊していたということです。

都心で暮らしていたときは、定期的に地方へ旅行に出かけていました。住んでいる場所が繁華街に近かったため、大自然の癒しを求め、定期的に旅が必要だったのです。

海街に住んでいると毎日が癒しです。朝目覚めると洋服に着替え、夜明けの海を見に家を出ます。外に出た瞬間に、真っ青な空が一面に広がっていると、それだけで心も体も癒されていきます。

私はランニングやウォーキングを日課にしていますが、真夏は水着で海沿いの国道をランニングします。都心では考えられないことですが、海街では真夏は男性も女性も水着で走っている人が多いのです。ランニングを終えたらそのままシューズを脱いで海に飛び込んでしまいます。夏の太陽に熱せられた身体が瞬時にクールダウンされ、水に浮かんで空を見上げる瞬間はまさに楽園です。

私が自然豊かな場所で暮らすようになって強く感じることは、**美味しい空気と水、騒音の少ない環境、そして海、山、森などに触れることが、生身の生き物である人間には必要**なのだということです。

今も定期的に都心に出かける機会がありますが、人の多さと騒音、排気ガスにすごく敏感になっている自分を感じます。

都心の刺激が好きな人も、通勤のために都心に住む必要性がある人もいるでしょう。そんな方もぜひ、休日には都心の喧騒を離れ大自然に身を置いてみてください。疲れが癒され、明日への活力が湧いてくること間違いありません。

42

日常とかけ離れた場所へ

平日はストレスに晒されている

人工物に囲まれていると
知らず知らずのうちに
疲労が溜まっていく

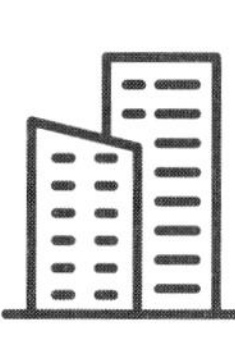

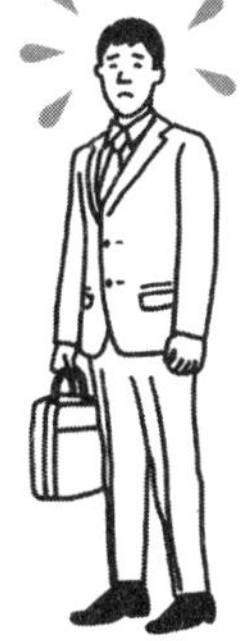

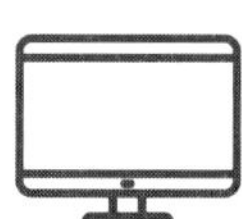

休日は自然に身を置く

自然に触れると
心が癒されていく

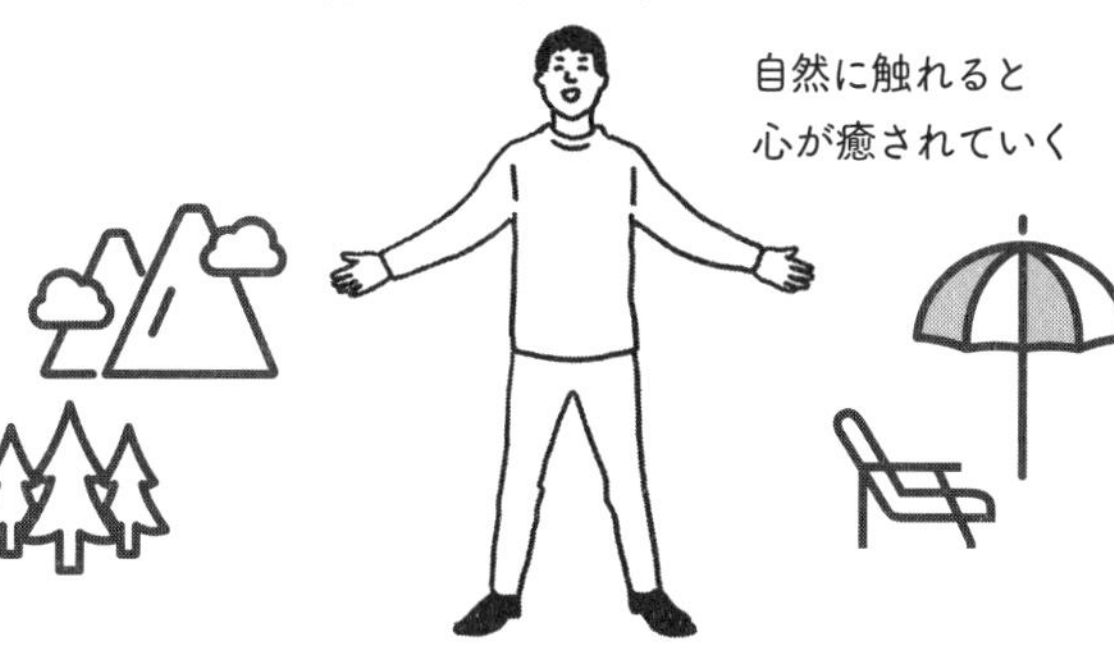

リフレッシュして活力が湧いてくる

43 疲れをとり元気になれるネット活用法

休日のインターネットとのつきあい方は重要です。うまく活用できれば疲れがとれて元気をもらえますが、使い方を間違えるとかえって疲れが増してしまいます。

良くないネットの利用法は、ダラダラと見続けてしまうことです。SNSにしてもYouTubeにしても、途切れることなく次々と投稿や動画が流れてきますので、目的がなくても延々見ていられます。テレビと同じで完全に受動的に眺め続けられるので、ネットは時間泥棒になってしまうのです。**気がつけばせっかくの貴重な休日なのに、半日もスマホの画面を眺めて過ごしていた、なんてことにもなりかねません。**

平日も仕事でパソコンのモニターを見たりキーボードを打ったりしているのに、休日も目と指を酷使してしまったら、疲れがとれるどころか肩凝りや腰痛を悪化させることにもなります。

では、疲れがとれ、元気になれるネット活用法とはどのようなものでしょうか。

それは、**行動とリンクする活用法**です。

大自然に触れに行くにはどこへ行けばいいか、を検索して決めるというのは良いですよね。目的地を決めたら次は地図アプリでルートを確認するでしょう。時間帯によって最短のルートが変わるかもしれませんし、途中に立ち寄りたい経由地が新たに見つかるかもしれません。写真や動画を撮りたい絶景スポットや、参拝しておきたい神社や寺院、パワースポットなどもチェックしたいところです。

情報収集は旅に限りません。

普段作らない目新しい料理レシピを検索して作ってみるというのもおすすめです。ネットには数えきれないほどの料理レシピがアップされていますので、試してみたいメニュー名で検索してみましょう。私自身も料理が趣味なので、ときどきレシピ検索をして新しいメニューにチャレンジして楽しんでいます。

ほかにもランニングのタイムを上げたくてフォーム改善に関する動画を観たり、ストレッチのバリエーションや分子栄養学にも興味があるのでときどきチェックしたりしています。

いずれにしても、受動的にだらだら見続けると時間は潰せても、リフレッシュにはなりません。もちろん好きなスポーツ番組や推しのタレントの動画を観るなど、目的がある視聴は良いと思います。**目的を持って活用し、楽しむことが大切なのです。**

休日にもうひとつ意識して欲しいことがあります。それは「**デジタルデトックス**」です。たまには、「スマホの必要な機能を使うだけにする」くらいの日を作り、**少しスマホやパソコンから距離を置くようにしましょう。**

今やスマホは単なる電話ではなく地図にも、財布にも、カメラにも、音楽プレイヤーにも、テレビにもなるわけですから、完全にスマホなしの生活は難しいでしょう。完全に手放すことは現実的ではありません。しかし仕事中はパソコンと向き合っているのに、休日もずっと動画を観たり友達と音声通話をしたりチャットをしたりSNSを眺めていたりという生活だと、あまりにもデジタルとの距離が近過ぎます。

電子機器を意識的に「少し遠くに置く」ようにすることで、「今ここ」の自分に戻れるのです。

43

休日はネットから距離をとる

暇つぶしにSNSや動画を見ない

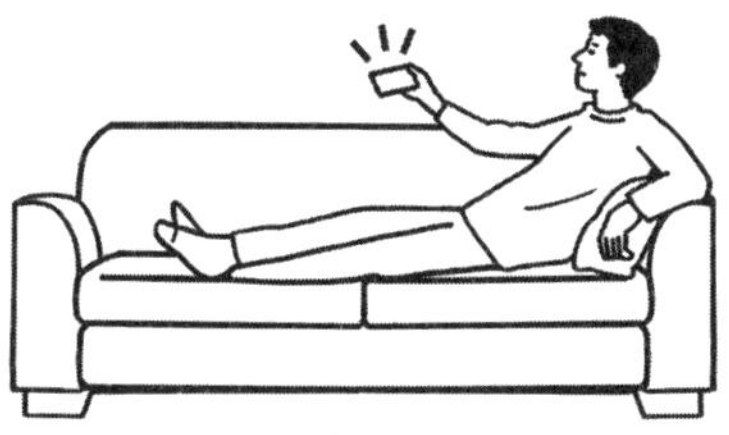

・時間を有効に使えない
・腰痛や肩こりの原因となる

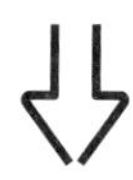

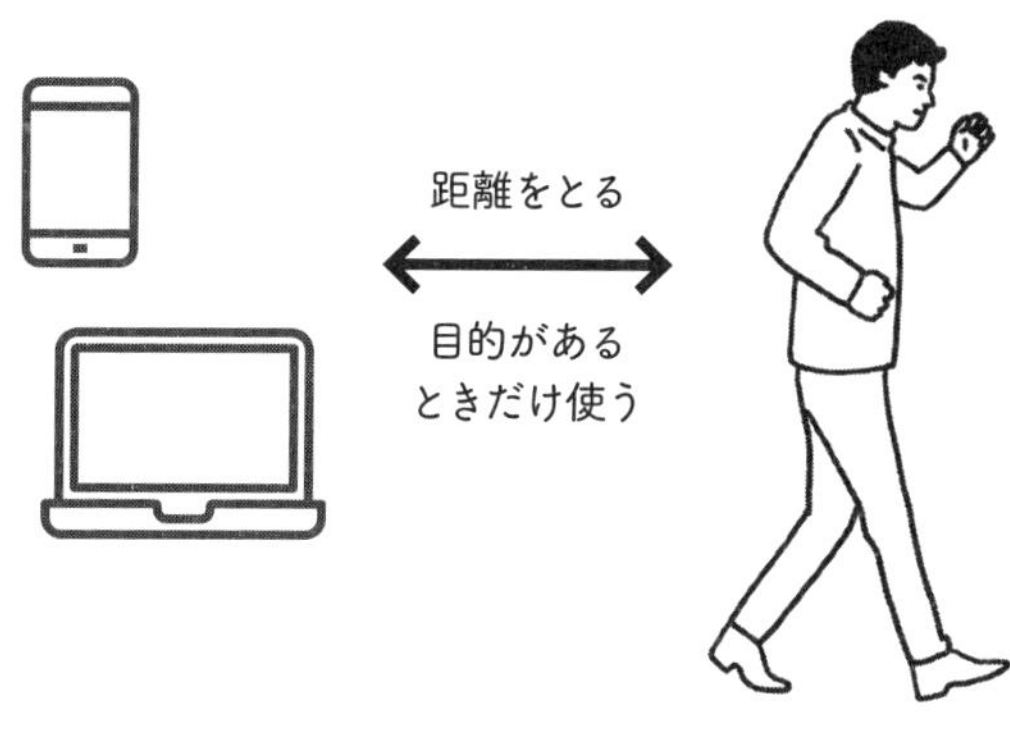

10章 遊び方 ～仕事を忘れてリラックスする～

44 休日に仕事のことを完全に忘れる

質の良い仕事を続けるためには、メリハリが何より大切です。1年中常にエンジン全開でやり続けることはできません。

仕事に対する意識を高め、パフォーマンスを上げるためには、休みの日に心身ともにしっかり休むことが大切です。しっかり休むためには、休日は仕事のことを完全に忘れる努力をしましょう。

40代以降となると、会社での責任も重くなり、つい休日も仕事のことを考えてしまいがちです。仕事用のパソコンやスマホを開いてしまうとメールやメッセージなどが届いていて、頭が仕事モードに切り替わってしまいます。コロナ以降はテレワークで在宅勤務の人が増えていますが、在宅勤務だと平日と休日の境目が曖昧になって、気分転換を難しく感じる人も多いでしょう。

そのような環境だからこそ、**休日には仕事に触れないという意志が必要になります。**

「常に仕事について考えていることは良いこと」という価値観から、「完全にリフレッシュするために、休日は仕事を忘れることが良いこと」という意識改革が大切です。ゴム紐は常に引っ張り続けた状態だと伸びきってしまい、引き寄せる力が弱くなってしまいます。我々人間の集中力も同じで、ずっと集中し続けることはできないのです。

休日明けにしっかり仕事に取り組むためには、休日には完全に仕事から意識を離してプライベートの時間を楽しむようにしましょう。

そのために大切なことは、5章でお伝えしたとおり、積極的に身体を動かす「アクティブレスト」や没頭して時間を忘れるような趣味を持つことです。身体を動かしたり、趣味に意識が集中したりすれば、必然的に仕事のことを忘れることができ、1週間の疲れがリセットされるのです。

私たちは社会で生きていくために、いくつもの役割を使い分けています。

「ペルソナ」という言葉があります。もともとは「仮面」という意味ですが、「人格」を表します。我々はいくつものペルソナを使い分けて生きています。

会社では上司または部下としてのペルソナ、家庭では夫または妻、父または母、親から見れば息子や娘のペルソナ、さらに地域での活動や趣味のサークルなどでのペルソナなど、年齢を重ねるごとに役割もペルソナも増えていきます。

会社に勤める多くの人にとって、仕事の日は職場で過ごす時間が一番長く、必然的に仕事ペルソナの比重が重くなるでしょう。だからこそ、休日は仕事の仮面を外し、それ以外の役割をしっかり果たしてバランスをとることが大切です。

休日には休日のペルソナを持ち、充実した時間を過ごすことによって気持ちが切り替わり、脳も身体もリフレッシュされます。

充実した休日を過ごすことが、次の仕事に向けての活力を生み、パフォーマンスを高めてくれるのです。年齢を重ねていくと、若いときのようにパワーと勢いで仕事をなぎ倒していくことはできなくなります。しかし年齢を重ねた分、スキルと経験は積み重ねているわけですから、コンディションが良いときは若い人よりも遥かに高いパフォーマンスを出すことができるのです。

年齢と経験を重ねてきているからこそ、休日はしっかり仕事から離れて心も身体もリセットし、翌週の仕事に最高のコンディションで臨めるようにしましょう。

44

ペルソナを切り替える

**ビジネスパーソン
としての人格**

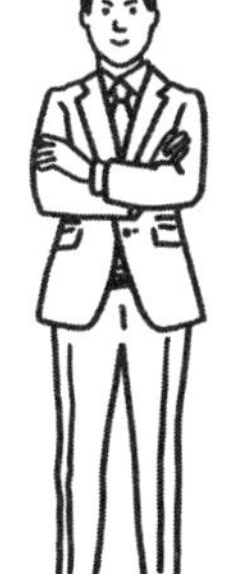

仕事の
パフォーマンス
上がる

仕事のことは
忘れて
リラックス

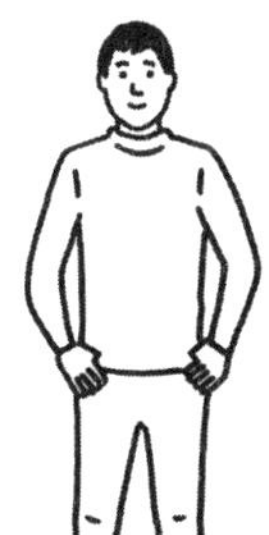

**家庭人
としての人格**

45 読書習慣を身につけて自分をアップデート

休日に限らずですが、年齢を重ねることを「老い」ではなく「進化」に変える習慣を身につけましょう。それは「自己投資」の習慣です。

自分を磨き進化させることを習慣化できれば、年齢を重ねるごとにできなかったことができるようになっていきます。つまり、**歳をとることがネガティブなことではなく、年々できることが増え、豊かで幸せになっていくことになるのです。**

自己投資と言うと難しく感じるかもしれませんが、私がすすめるのは費用対効果が抜群に良い「読書」の習慣を持つことです。文庫本なら数百円、単行本でも1500円前後で専門家が心血を注いだ情報を手に入れることができるのです。

残念なことですが、日本の社会人の6割が1カ月に1冊も本を読む習慣がないそうです。1カ月に1冊しか読まない人も含めると9割にのぼるとのこと。ということは、1カ月に2冊の本を読めば上位1割に入ることを意味します。

あなたはすでに本書の後半まで読み進めているわけですから、まったく読書をしない人ではないはず。ですから堅苦しく考えず、興味がある本を手に取ってみましょう。できればリアルの書店に行っていろいろな本を眺めて、その中からピンときた1冊を購入してください。

読書を習慣化して多読家になるコツは、隙間時間を読書で埋めていくことです。

電車の待ち時間、移動中の時間、休憩時間などの隙間時間に、すぐに本を開くことを習慣化しましょう。まとまった時間を確保しなくても、隙間時間だけで意外に本は読めるものです。

本を読んだら、アウトプットします。

アウトプットの方法として一番のおすすめはブログにブックレビューを書くことです。

読んだだけでは曖昧な状態ですが、文章にする、つまり言語化することで脳に定着します。さらに、しっかり理解できていない部分があると言語化できないので、読み返す癖がつきます。ブログは第三者が読むことが前提ですから、丁寧に書こうという意識が働くのも効果的です。最初から立派な文章を書こうとせず、短くシンプルなもので構わないので書く習慣を持ちましょう。

そして**一番大切なことは、読んだ本の中からひとつで良いので何かしら行動に移すこと、実践することです。**行動する読書が何よりも大切です。

例えば、早起きに関する本を読んだなら自分にとって一番実践できそうなことを行動に移して早起きにチャレンジする、栄養に関する本を読んだなら食生活の見直しをしてみる。せっかく読書をしても行動に移さなければ、それは単に知識が増えるだけで人生は変わっていきません。

読書で身につけた知識を行動に移すためにも、一旦ブログにアウトプットして情報を整理することが効果的なのです。隙間時間で読書し、ブログにアウトプットしたうえで何かひとつ実践します。

週に1冊本を読めば1年で50冊以上になります。50の新しい行動習慣が身につけば、1年後のあなたは今よりも大きく進化し、豊かな日々を送っていることでしょう。

常に脳と身体に新しい刺激を加えるという意味でも、読書を習慣化してどんどん実践してみてください。

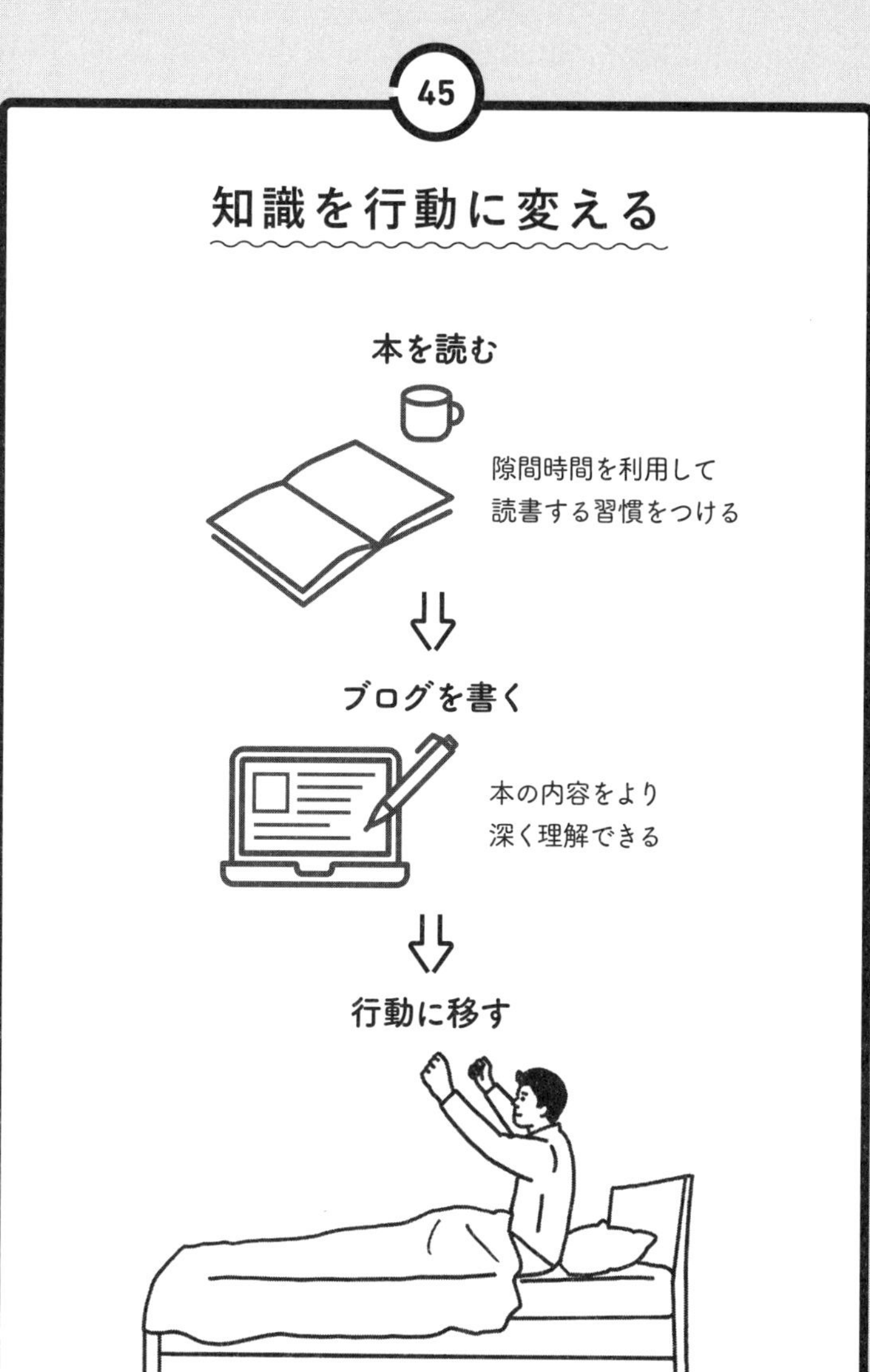
45
知識を行動に変える
本を読む
隙間時間を利用して
読書する習慣をつける
ブログを書く
本の内容をより
深く理解できる
行動に移す

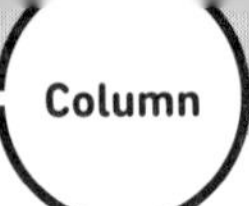

超夜更かしから超朝型へと移行した私のステップ

学生時代の私は深夜2時までアルバイトをして、眠るのが午前4時くらい。目が覚めるのはお昼頃でした。

社会人になってからも夜更かしは直りません。平日は午前2時頃までダラダラ起きていて、午前8時頃に目覚ましで飛び起き、遅刻ギリギリでオフィスに駆け込んでいました。

私は当時、「体質的に夜型なので朝型にはならない」と思い込んでいたのですが、30代半ばに変化が起きました。

「はじめに」にも書いたとおり私は体重105キロの肥満体だったので、ダイエットに取り組むことにしたのです。まずは仕事から帰ったあとにランニングをしようとしました。しかし、夜は残業で疲れていたり、接待があったりでまったく習慣化できません。そこで、朝ギリギリに起きる生活から1時間早く起きてランニングをするようにしたところ、うまく軌道に乗って習慣化できたのです。そのときは痩せることができなかったのですが、早起きするといろんなことが習慣化できるような気がして、私はさらに1時間早起きをして読書をしたり、勉強をしたりするようになりました。

早起きを続けた結果、必然的に夜は早く眠くなるので、次第に「早起き早寝」が定着していきました。

今では筋金入りの朝型人間へと変化し、朝は5時～5時30分に目覚ましなしで起き、夜は予定がなければ21時前後には眠ってしまいます。

体質的に夜型で早起きは無理と思っている方も、少しずつ前倒ししていくと意外にあっさり朝型に変化できるかもしれませんよ。

第3部

仕事に追いかけられる習慣を断つ

46 朝の大切な習慣。重要な仕事から1日を始める

あなたは毎日の仕事をどのようにスタートさせていますか？

オフィスに着いたらパソコンの電源を入れ、届いていたメールをチェックし、返信する。このように仕事を始める人が多いのではないでしょうか。

返信するメールの数が少ないなら、それでも良いかもしれません。しかし、メールの数が多かったり、返信するのに長い文章を書かなければならなかったりすると、かなりの時間を要します。

大半のメールは事務的な連絡だと思います。時間はかかるけれども、それほど重要ではない仕事に分類されるものです。

我々の脳の仕組みを知っていれば、緊急なメールの返信以外は朝にしないほうが良いことに気づくでしょう。我々の脳は朝目を覚ましてから午前中にかけてが、一番集中力が高くパフォーマンスを発揮できる時間帯なのです。

睡眠によって脳と身体の老廃物が取り除かれ、記憶や情報が整理された朝は脳がもっともフレッシュな状態です。その後、昼食を摂ることもあり、午後から夕方に向けて能力は落ちていきます。3章でも説明しましたが、ランチに大量の糖質を摂取すると午後のパフォーマンスは一気に落ちます。したがって、朝一番はもっとも難易度が高く、集中力が必要な仕事に取り組むのがベストな時間帯です。

事務的な作業や報告・確認がメインの会議などは、午後から夕方の時間帯に設定しましょう。逆に重要な戦略を話し合ったり、今後の方針を決めるような重要な会議は、朝一番に行うほうが良いのです。

脳のパフォーマンスが一番良い時間帯に難易度の高い仕事を行えば、仕事の効率は劇的に高まります。1日の仕事にメリハリをつけることで仕事の効率を高め、気持ち良く1日を過ごせるようになるでしょう。

私は17年間会社員をしていましたが、前半の若手時代は毎日遅刻寸前でオフィスに滑り込んでいました。そして、いつもダラダラと残業して深夜に帰宅、コンビニで買った弁当をビールで流し込み、深夜番組を見たりネットを眺めたりして夜更かし。朝はギリギリまで寝て慌てて飛び起き、ギューギューの満員電車に詰め込まれて出勤していました。

オフィスに着くとすぐに取引先から電話がかかってきたり、上司に呼び出されたりして、あたふたと対応しているだけで、メールのチェックさえままならない状態でした。回される仕事をバタバタとこなし、夕方定時を過ぎて人が少なくなってくるとようやくひと息ついて重要な仕事に着手します。さらにそこから夜中近くまで残ってやるのが日常でした。

すると金曜日にはすっかり疲れきります。深夜営業の居酒屋で浴びるように飲んで帰宅するとバッタリと布団に倒れ込み、週末は惰眠を貪るのでした。

そんな私でしたが、前任者が病気で突然退職したため「シニアマネージャー・業務統括」という重責を担うようになり、根本的に仕事の仕方を変える必要に迫られました。

そこで、残業をやめ、代わりに早出して仕事に取り組むことにしたのです。**朝の時間帯は脳がフレッシュで集中力が高く、大げさではなく、残業時と比べて2倍から3倍のスピードで仕事が進みます。**

シニアマネージャー・業務統括の仕事は、日中に会議や面談、部下からの相談や報告、客先訪問などで埋めつくされています。そのため早出の時間に事業計画や人事考課など、自分にしかできない仕事に集中することにしたのです。

ギリギリに出勤していた頃はオフィスに着くと仕事が向こうから押し寄せてくる感覚でした。それが早出に切り替えたところ、他の社員や取引先に渡すべき仕事を定時までに整えて先回りすることができるようになったのです。仕事に追いかけられていた状態から、定時までに他人に渡すべき仕事を終わらせて、フリーハンドで仕事を迎え撃てるようになりました。

早出をするようになってから仕事の段取りも良くなり、定時頃にはすっかり仕事は片づいているようになったのです。

夕方オフィスを出て帰宅し、自宅で夕食を食べられるようになりました。早起きのおかげで夜は早く眠くなるようになり、早寝早起きの習慣が身につきました。その後、早起きついでに早朝にランニングをする習慣も身につき、40歳前後に2年かけて27キロのダイエットにも成功して今もリバウンドせず維持しています。

早朝を活用するようになってから、私の仕事の効率は劇的に変わりました。ぜひ残業ではなく早出を習慣にしてください。

47 仕事に追われず自分の時間を作るために

早出ができたら、1週間の計画を立てる時間、そして当日の計画を立てる時間を作ってください。仕事が忙しいと、「計画を立てる時間なんてもったいない」と感じるかもしれません。しかしそれは錯覚です。計画を立ててから仕事をスタートすると、仕事のスピードは大きく上がります。

忙しいと感じるとき、我々の脳はさまざまなスケジュールやタスクで混乱状態になります。人間が頭の中で記憶して管理できるスケジュールやタスクはごくわずかだからです。そんな貴重な脳のリソースを「今日行う仕事を憶えておく」ことに消費するのはもったいない。脳をフル活用するためにも、やるべきことをすべて書き出すことをおすすめします。

月曜日の朝オフィスに着いたら、今週やるべきことをすべてノートに書き出しましょう。パソコンでタイプしても構いませんが、ノートとペンを使う方が脳への刺激という意味ではおすすめです。ペンを使って文字を書くほうが、キーボードを打つ作業よりはるかに複雑な動きが必要です。そうすることで脳の「側坐核」という部位が刺激され、「作業興奮」という状態が起き、快楽物質の「ドーパミン」が分泌され、集中力が上がるのです。

このときのポイントは、思いつくタスクをもれなく書き出すことです。今週じゃなくても、いずれやらなければいけないことは思いついたら全部書き出しましょう。頭の中のモヤモヤした状態から紙に書き出すことで、タスクを「見える化」するのです。

1週間分のタスクをすべて書き出したら、次に「今日やるべきこと」をすべて書き出しましょう。その日の会議や外出などの予定と照らし合わせながら、優先順位をつけて実行するタスクを決めていきます。

1日の計画を立てるときのコツは、タスクを詰め込み過ぎないことです。タスクを詰め込み過ぎると、プレッシャーとなり逆効果となることがあるので要注意。急ぎの割り込み仕事が入ることもありますし、予想以上に時間がかかる仕事もあるかもしれません。必ずその日に終えるべきタスクだけを書き出すようにしましょう。計画を立て終わったら、タスクリストの順に仕事を実行していきます。

早朝に1週間と1日の計画を立てると、仕事の全体像が俯瞰(ふかん)でき、自分の現在位置を把握しながら仕事ができるようになります。無計画に仕事をしていると、ひとつの仕事が終わるたびに「次は何をやるんだっけ」という迷いの時間が生まれます。朝に計画を立ててから仕事を始めると、その迷いの時間がなくなるとともに、人間の潜在意識が先回りして次の仕事の準備をしてくれるため、仕事のパフォーマンスが上がるのです。

また、集中して仕事をするためには、**メールやメッセージのチェックは仕事と仕事の合間などタイミングを決めて行い、通知機能をオフにすることが大切です。**

パソコンやスマホの通知機能は、とても便利なものです。スケジュールを忘れることもなくなり、メールやＬＩＮＥなどが届いたことも瞬時に教えてくれます。仕事はもちろん、プライベートでのやりとりもすべて確認することができます。ＳＮＳに自分が投稿した記事や写真に、友達やフォロワーがコメントしてくれたのを知ると嬉しくなりますよね。

しかし、集中して仕事をしたいときには、パソコンやスマホの通知は邪魔になります。

「マルチタスク」という言葉がありますが、人間は厳密に言うとマルチタスクはできません。同時に10人の話を聞くことができた聖徳太子の伝説がありますが、我々にはそのようなことはできないのです。マルチタスクだと本人は思っていても、実際はシングルタスクを細かく切り替えているに過ぎません。そして、シングルタスクを切り替えるたびに、それまで行っていたタスクに対する集中力は途切れてしまうのです。

一度途切れた集中力をもう一度高めるには、時間と意志の力を必要とします。

そして**我々の意志の力は、我々が期待するほど強くありません。**ひとつの仕事に集中しているときにパソコンの新着メールの通知音が鳴れば、早くメールを見ようという気持ちが起こり、仕事を中断してメールチェックをしてしまいます。メールを読めばその内容に関して思考が働いてしまい、それまで集中していた仕事への意識が途切れてしまいます。

メールにしてもＬＩＮＥにしても、通知が出ればどうしても気になってすぐに開きたくなり、開けば返信したくなるのが人間の性です。しかし実際には、即時返信をしなければならないような連絡は少ないものです。一刻を争うような緊急のメールが、毎日何通も届く人はまれでしょう。

48 仕事をシリアスに考え過ぎない

日本人は世界的に見て、生真面目で勤勉であると言われています。

海外に行くと、露骨にイヤイヤ仕事をしている人をよく見かけます。会社員時代に出張でアメリカに行ったとき、現地の空港職員が飛行機から出てきたスーツケースを無造作に放り投げているのを見て驚きました。日本の空港で職員の方がスーツケースを投げるなど考えられません。いつ見ても壊れものを扱うように、大切に荷物を管理してくれます。

日本で生活していると、誰もが真面目で一生懸命働いており、安全かつ快適に暮らせることを嬉しく感じます。しかし、その日本人の生真面目さが、ときとしてマイナスに作用する場合があります。

本書を手に取っている方は、職場でもそれなりの立場になり、責任の重圧を感じることも多くなっているかと思います。上司からの圧力を感じつつ、若手からの突き上げも多くなり、板挟みという人もいるのではありませんか？

また、組織で働くということは、自分の意思とは異なる決定が下され、従わなければならない場合もあります。仕事に一生懸命取り組むことはもちろん大切ですが、重圧をまともに受け過ぎるとストレスが大きくなります。平日の大半を過ごす職場が居心地悪くストレスまみれでは、健康を害する可能性も出てきます。

日々の仕事をこなしていくために必要なのは、仕事をシリアスに捉え過ぎないこと。

多少失敗したり、うまくいかないことがあったりしても、命を奪われるわけではありません。シリアスに考え過ぎてしまうと視野が狭くなり、柔軟な発想や斬新な視点などが生まれにくくなってしまいます。

自分を追い込み過ぎてメンタルに支障をきたしては、人生を豊かにして楽しむために働いているはずが本末転倒になってしまいます。**うまくいったら最高だけど、うまくいかなくても十分よくやったと、常に自分を褒めてあげましょう。**

イヤな上司からの自分の意思とは異なる指示も軽やかに聞き流し、「どれだけあの上司を満足させて黙らせるか」というゲームにして、あなた自身も楽しんでしまいましょう。楽しんで過ごしても1日、イヤイヤ過ごしても1日なのです。

極論を言えば、**多少ちゃらんぽらんな性格くらいのほうが、たくましく、したたかに生**

きられるのです。

上司や経営陣を変えることは残念ながらできませんから、せめてあなた自身は仕事も職場もバーチャルなゲームだと思って楽しんでしまいましょう。

また、現代社会では、残念ながら「身を粉にして働いている人」のほうが、「効率良く仕事を片づけてさっさと帰る人」よりも評価されてしまう職場がまだまだ多く残っています。長時間労働や強いストレスを感じるような職場環境に身を置いていると、「私も我慢しているんだからあなたも我慢するべき」という、ネガティブな同調圧力がかかるようになります。深夜残業が常態化している職場では、一人だけ早く帰ろうとすると非難されたりするわけです。しかし、そのような同調圧力に巻き込まれて得なことはひとつもありません。

「逃げるは恥」という言葉がありますが、人間以外の動物にはそのような概念はありません。生き物の世界には生態系があり、弱肉強食の序列が決まっています。草食獣からしたら、肉食獣に挑みかかっても勝てないわけですから、「逃げるが恥」などという反応をする回路がもともとセットされていません。

ストレスの強い状況が続くと徐々に感覚が麻痺してしまい、それが普通と感じてしまうこともあります。しかしそれは心と身体が辛い状況から逃れたくて「感じないようにしている」だけで、ストレスがなくなっているわけではありません。

どんなに過酷な環境で仕事をまっとうし、その結果病気になったりメンタルを壊したりしても、最終的には会社はあなたの身体を治してはくれないのです。

身体や心に異変を感じたなら、無理をして闘い続けてはいけません。病気になってから治すという行為は、マイナスをゼロに戻す行為です。そうではなく、マイナスになる前に予防することがもっとも大切なことです。

責任があるから、周囲に迷惑をかけるからと耐えている間に症状が悪化していけば、最終的にもっと迷惑をかけることになるかもしれません。

「逃げるが恥」ではなく、「逃げるが勝ち」なのです。

自分の身体を守れるのは自分だけです。無理が重なる前に脱出することで、自分や家族を守ることができるのです。

49

空気を読むことをやめる

あなたは「空気を読む」という言葉を聞いてどう感じますか？

日本人は古代から、「和を尊ぶ」ことを美徳とする考え方が根づいています。欧米人のような自己主張型のコミュニケーションではなく、集団の利益を最優先し、個々の主張は控えめにする文化です。

会社でも、何かを決める際に議論をしたうえで合意形成をしていくより、事前の根回しや力関係で結論を導くというやり方がよく見られます。

しかし、このような企業文化の中に長く勤めていると、言いたいことが言えないのが当たり前になっていきます。空気を読んで長いものに巻かれ、余計なことは言わずにうまく生き残る働き方です。

和を尊ぶ文化は、時として単一思考を招き、強い同調圧力となってしまうことがあるのです。そして空気を読む行為がいき過ぎると、自分自身を見失うことになってしまいます。

常に周囲の顔色をうかがい、声の大きい人に寄り添い、自分の心の声を押し殺す働き方は、メンタルに悪影響を与えます。

常に自分の心に蓋をして生きていると、封印した想いがどんどん潜在意識側に溜まっていきます。その想いは見えない場所に放り込んだだけで、なくなるわけではありません。無理やり抑え込んでいるだけです。やがてそれが膨張して抑えきれなくなると、反乱を起こすのです。

「もうこれ以上自分の本心をガラクタのように扱うのはやめてくれ！」という心の叫びが、「うつ」という状態になって表面化するのです。

いったんうつになってしまうと、心が回復するまでに長い期間がかかり、本人も周囲も長く辛い時期を過ごすことになります。

心が壊れてしまう前に、自分自身を守るための行動を小さなところから起こしましょう。具体的に何をするかというと、差し障りのないことから「空気を読む」ことをやめるのです。

一時期「空気を読めない」人のことを「ＫＹ」と呼んだりして、悪いイメージが定着しました。

もちろん空気が読めない人は、どんなときも空気が読めないわけで、それはそれで困ったことではあります。

しかし、私が提言するのは「**空気は読んだうえで、敢えて無視する**」というものです。必要以上に他人の目を気にして周囲に合わせてしまうことをやめるようにします。気が乗らない職場の飲み会を断ってみるとか、同僚とつるんでランチに行くのをやめてみるなど、小さなところから始めましょう。

私自身も若い頃は自己肯定感が低く、自己有用感と自己効力感（9章参照）を頼りに自分を支えていました。

自己有用感は、他人に評価され必要とされることが自分の価値だと感じている状態なので、他人からの誘いを断ることはタブーでした。

上司や先輩の誘いは必ず受け、どんなに疲れていても深夜まで飲み歩いていました。会議の席でも常に「いいところを見せて上司に評価されなければ」と、スタンドプレーを意識して、本心とは違う発言ばかりしていました。

結局、私が空気を読むことをやめられたのは、独立起業することを決意したときです。最初はおっかなびっくりでしたが、職場で自分の本当の意見を言い、仕事が終わったらサッサと帰り、つるんでランチに行くのをやめて家から弁当を持っていくようになって、心から楽になりました。それと同時に、いかに今まで些細なことまで自分の心を殺して周囲に合わせようと粉骨砕身していたのかと、自分が可哀想になりました。

独立起業して十数年が経ちますが、今ではすっかり「空気は読むけど無視する」ことが得意になり、ストレスのない日々を送っています。

ぜひ小さなことからで良いので、空気は読むけど無視する習慣を身につけて自分の身を守ってください。

働き方

50

何でも自分でやらなくていい

あなたは人に仕事を頼むのが得意ですか？　それとも下手ですか？

人に仕事を頼むのが下手で、自分で抱え込んでしまう傾向が強い人は、潜在意識に「禁止令」を抱えています。

どんな禁止令かというと、「人に頼ってはいけない」「甘えてはいけない」といった類のものです。裏を返すと「頑張っている自分の姿を見せないと認めてもらえない」「ちゃんとしていないと自分の居場所がない」という怖れを抱いています。

これは9章で説明した、条件つきの自己肯定感です。「頑張っている自分は認められる」「ちゃんとしている自分はここに居ても良い」という条件です。

さらに言うと、それらの禁止令は幼少期の体験に根ざしていることが多いのです。子どもの頃に親に叱られたり褒められたりした経験が、その後の価値観にどっぷり入り込んでしまうことが多くあります。

「お兄ちゃんなんだからしっかりしなさい！」

「お姉ちゃんなんだから弟の面倒を見なさい！」

このような言葉を受けると、子どもは「ちゃんとしないといけない」「弟の面倒を見なきゃならない」「ちゃんとしていない自分はダメなんだ」と捉えてしまいます。

「お兄ちゃんはしっかりして偉いね」

「弟の面倒を見てくれてありがとう」

このような行動の結果を褒められた場合も、子どもには価値観の刷り込みになります。

「しっかりしていれば褒められる」ということは、しっかりしていれば親の愛情をもらえるという行動基準になるのです。


親は子どもにそのような刷り込みをしようとは夢にも思っていないのですが、小さな子どもにとって親の存在は全世界と同じです。親に愛されないということは、子どもにとっては生きていけないことを意味しますので、必死に生存戦略を考えるのです。

このようにして、本当は自分も甘えたいのにしっかりした姿を見せ続けようとしたり、下のきょうだいの面倒を見たり、親の手伝いを率先して行ったりする、大人びた子どもになっていくのです。幼少期にちゃんと親に甘えたりわがままを言ったりすることができなかった人を、心理学用語で「アダルトチルドレン」と呼びます。

幼少期に刷り込まれた価値観は、大人になってもずっと潜在意識に入り込んだままになり、仕事や恋愛、家庭における行動を無意識にコントロールしてしまいます。この価値観の刷り込みを「メンタルブロック」や「ビリーフ」などと呼びます。

常に「ちゃんとしていなきゃ」と感じていると、いつも仕事を一人で抱え込んだり、恋愛では相手を甘やかしてわざと頼られる状況を作ったりします。その結果、相手が増長したり、だらしなくなったりするのです。家庭でも自分が全部取り仕切ろうとする結果、家族は頼りきりになって家事などをしなくなります。

本人は苦しいので、このような状況を顕在意識では望んでいないのですが、人間の意識の95%を占める潜在意識が本人を突き動かしてしまうのです。

顕在意識と潜在意識が合致する生き方に移るためには、私のようなカウンセラーのセッションを受けるのがもっとも近道ですが、セルフワークで潜在意識のメンタルブロックを外すこともできます。それが9章でも述べた「自己客観視」や「メタ認知」と呼ばれる手法です。

自分を少し離れた場所から、もう一人の自分が俯瞰するように眺めるトレーニングをするのです。

「あ、今自分は疲れていて少し休みたいのに、『いつもちゃんとやる自分』であろうと無理をして仕事を引き受けて、上司に認められようとしているんだな」

「あ、私は本当は夫に家事を手伝って欲しいのに、『しっかり者の自分』であろうと無理をして全部自分で抱えているんだな」

というように、**自分の行動や価値観を離れた場所から観察するように見るのです。**

潜在意識に突き動かされている人は、自動運転の自動車に乗っているようなもので、行き先を自分で決められない状態です。その車に乗っていては、勝手にどこかに連れて行かれてしまいます。

車に乗り込まず、離れた場所から自動運転の車がどこに向かおうとしているのかを観察することで、自分を突き動かしている深層心理を見出すことができるのです。

51 イヤなことはやらない習慣

あなたは苦手な仕事が回ってきたとき、正直に「無理です」と声を上げることができるでしょうか？

日本人には耐えて忍ぶことが良いこと、美徳であるという考え方が根づいています。この考え方には良い側面もありますが、弊害のほうが多いように感じます。

学校教育でも得意な科目を徹底的に伸ばすことより、苦手を克服することが重視されています。しかし、苦手なことを一生懸命克服しようとしても、平均点くらいにしかならず、強みにまで育つことは少ないものです。それよりは得意であり強みである分野に特化していくほうが、本人にとっても周囲にとっても効率的で幸せな結果になることは明らかです。

苦手なこと、やりたくないことは自分で抱え込んで苦しまず、得意な人にやってもらうようにしましょう。

私自身の例で言うと、私は文章を書くことは得意ですが、イラストを描くことはひどく苦手です。この本を作るにあたり、イラストはプロのイラストレーターさんに描いてもらうのですが、ラフと呼ばれるイラストの原案を描く作業は私ではなく担当編集者さんにお任せし、私は内容を確認させてもらうという分業制にしました。編集者さんに描いてもらったほうがずっと上手でスムーズに作業が進み、とても助かりました。

9章でも触れましたが、他人からの評価が気になり過ぎる人は依頼された仕事をこなして評価されることで「自己有用感」を得られ、それを自分の支えにしています。

このタイプの人は頼まれた仕事を断ると、相手にガッカリされて自分の評価が下がってしまうと怖れるため、断ることができないケースが多いのです。

あなたの職場にも、常に仕事が集中して大忙しで長時間労働をしているけれど、それを喜びとしているタイプの人がいませんか？

誰しも繁忙期はありますし、仕事に多少の残業はつきものです。しかし、一人に仕事が集中し続ける状況ができるのは、その人が断らない、いや断れないからです。

もし、あなた自身に仕事が集中し続ける傾向があるとしたら、他人の評価が気になり過ぎていないか、自分を見つめ直してみましょう。

また、あなたの部下の中に仕事が集中し続ける人がいるなら、その部下の業務を棚卸して、働き方の意識について詳しく話を聴いてあげましょう。

仕事を断れない人は、断ると自分の評価が下がると考えてしまっています。だから自分にパンパンに仕事が入っていることが辛くありつつも、自分の支えとなっている場合が多いのです。

チーム全体から見たら、一人に仕事が集中することは非効率で仕事の質も下がる要因となります。

仕事を抱え込む人は潜在意識で「自分はこんなに頑張ってます」というアピールをしているので、上司が別の評価軸を与えて「そこでアピールしなくていいよ」というメッセージを送ることが必要です。

あなた自身も、チーム全体も、イヤなことはやらずに得意な人に任せることを風通し良くできると、職場の居心地は一気に良くなるでしょう。

そして**「労働時間の長さ」でメンバーを評価するのではなく、「仕事の効率の良さ」によってメンバーを評価することを習慣化できれば、メンバー同士が競って仕事の効率を上げる**

ようになり、長時間労働や残業が常態化することもなくなっていくはずです。

私が会社員時代に、責任者の立場になったばかりの頃、売上は足りないのに多くの社員が深夜残業続きで疲弊しきっていました。そこで、中途入社してきた若手メンバー数名とともに、残業を削減して効率化しようという業務改善の流れを作っていきました。

世の中には「2－6－2」の法則というものがあります。

組織の中で、上位2割の人はどんなときも良い流れを作り出せる人です。一方、下位2割の人は組織の中では結果を出せず貢献できない人です。そして残りの中間層の6割の人は「日和見（ひよりみ）」の人たちで、組織の状態が良いときには上位2割の人たちに引き寄せられていきますが、組織の状態が悪いときには下位2割側に寄っていくのです。

残業がまん延していた頃は、まさに6割の社員は下位2割に引き寄せられている状態でした。そこから業務改革を進めていき、職場環境が整っていったことで、オセロが一気に黒から白に変わるように6割の人たちの働き方が変わった結果、売上は回復し、残業も減っていき、風通しの良い職場に生まれ変わったのです。

『身体と心に良い習慣』を盛り込んだ ビジネスパーソンの1日 例

5:30	**起床** 睡眠は8時間がベストだが、最低でも7時間は確保してしっかり疲れをとる。
5:40	**アファメーション、マインドダンプ（4章を参照）など自分と向き合うルーチン**
6:00	**筋トレ、ウォーキング・ランニングなど運動の時間** 朝に運動することで身体を活性化し、太陽の光を全身に浴びることでセロトニンの分泌を促す。
6:40	**シャワー・身支度・朝食** 食事は高たんぱく、高ビタミン、高ミネラル、食物繊維を意識する。
7:20	**通勤** 通勤時間はSNS投稿や読書に充てる。
8:00	**オフィス到着・午前の仕事** 早出でオフィスに着いたら1日の計画を立てることからスタート。 その後は重要な仕事から優先順位を決めて取り組む。 仕事中は座りっぱなしにならないよう、1時間に1回は席を立って歩いたりストレッチしたりする。
12:00	**昼食** どんぶり飯やラーメンライスなどの糖質が過多になる食事にならないように注意。 私はダイエット中、小さいサイズのお弁当を持っていきました。 食事のあとは読書などの自己投資タイム。

※あくまで一例なので自分のパターンを考えてみましょう。無理をせず、できることを取り入れてみてください。

13:00	**午後の仕事** 昼食に糖質を摂り過ぎると血糖値が乱高下して強い眠気が出る時間帯。 眠気を覚ますためにカフェイン入りのコーヒーやエナジードリンクなどを飲み過ぎないよう注意。 1時間に1回は席を立って歩いたりストレッチしたりする。
18:00	**仕事終了** 早出しているので残業せずにさっさと退勤する。 通勤時間はSNS発信や読書に充てる。
18:40	**帰宅**
19:00	**夕食・リラックスタイム** 糖質摂取過多にならないように注意。高たんぱく、高ビタミン、高ミネラル、食物繊維を意識する。 また夜は眠るだけで活動しないので、肥満のゴールデンタイムを意識し、食べ過ぎに注意。 ブログなどの発信の時間もこの時間帯に。
20:30	**入浴**
21:00	**リラックスタイム** 眠る前はスマホやパソコンのブルーライトから距離を置くことを意識する。
21:30～22:30	**就寝** 寝室の温度や寝具など快適に眠れるように環境を整える。 耳栓と口テープをして睡眠の質を上げることを意識する。

おわりに

本書を最後まで読んでいただきありがとうございました。

激太りして成人病の危機にあった30代の私は、いつも「自分は老いた」「衰えた」「人生はもう終わりに近い」と感じていました。しかし27キロのダイエットに成功してフルマラソンを完走するようになり、自分の考えは単なる思い込みだったのだと思い知らされました。

53歳になった今のほうが当時よりずっと若々しく積極的に活動できており、精神的にも安定して前向きになり、イライラしたり落ち込んだりすることがなくなりました。毎月のように風邪で寝込んでいたのも嘘のように体調も安定し、疲れを翌日に持ち越すこともなく、毎朝元気にベッドを飛び出して1日をスタートさせています。

私たちの身体も心も日々の習慣の結果です。

30代の私は健康にまったく無頓着で、ジャンクフードや揚げ物、甘い炭酸飲料などを毎日のように食べ、まったく運動をせず、それで「そんなに食べていないのに痩せないのはなぜだ」と首をかしげていました。

資本主義の世の中では、いかに消費者にお金を使ってもらうか、買ってもらうかが最優先とされており、我々の健康は二の次になっています。太っていた頃の私は見事に資本主義の罠に陥り、マスコミが宣伝する「安い」「美味しい」「流行っている」に踊らされていたのです。本当に身体と心に良い習慣を身につけるためには、自分の力で理論武装する必要があります。

私が15年近くかけて試行錯誤しつつ学び実践してきた多くのことの中から、本当に身体と心に良い習慣だけを厳選して集めたのが本書になります。一度に全部の習慣を始めるのは無理がありますので、手軽にできそうなことからスタートしてみてください。

習慣化にはいくつかコツがあります。

1つ目のコツは、ハードルを上げすぎずにラクラクできるレベルからスタートすることです。

運動にしても、いきなり10キロのランニングをするのは、まったく運動していなかった人には負荷が高すぎて続けることができません。早歩きの人に追い抜かれるくらいのスピードで、1～2キロの距離から始めるようにしましょう。

2つ目のコツは、負荷は軽くする代わりに、できる限り毎日続けることです。習慣化の最大の敵は「忘れてしまうこと」です。ランニングであれば、雨が降っていたため休んだ日の翌日にうっかり走ることを忘れてしまい、意識が途切れて数日走らず、そのままフェードアウトしてしまうというパターン。これはよくあります。意識を途切れさせないために、できるだけ毎日続けましょう。

そして3つ目のコツは、定期的に負荷を上げていくこと。

負荷を上げる際のポイントは、「辛い」と感じるレベルまでは上げないことです。ランニングであれば、1カ月間1～2キロ走れるようになったなら、次は3～4キロを目指すようにします。体調がイマイチだったり疲れているときは、1キロでも構いません。調子が良い日は5～6キロ走っても良いですが、余力を残して「明日も走りたい」という気持ちで終えるようにすると続けやすいです。ぜひ、軽めの負荷でスタートして、その代わりに継続させてください。

本書を読んでくださった方に、身体と心に良い習慣を身につけるためのプレゼントを用意いたしました。

本書の理解をさらに深め、習慣化を応援するためのセミナー動画を差し上げます。動画は10本あり、定期的に習慣が途切れないよう間隔をあけて届きます。1本の動画は10～15分程度と、観やすい長さにまとめてあります。QRコードをスキャンして動画を受け取ってください。

また、ぜひ本書の感想をお聞かせください。TwitterやInstagramにハッシュタグ「#カラココ」（身体と心の略）を付けて投稿いただければ嬉しいです。

私のネット上での活動拠点をまとめたリンクツリーのQRコードも貼らせていただきます。日々の習慣や取り組みなどを発信していますので、是非ご覧いただければ幸いです。

最後になりますが、本書の執筆に併走いただいたかんき出版の久松さんをはじめ、関係者の皆様、監修いただいた寺田先生、本当にありがとうございました。

また、肥満体だった自分から脱却するために多くの知識を与えてくれた専門家の皆様と、サポートしてくれたトレーナーやコンサルタントの皆様、そして支えてくれた家族にも感謝いたします。

本書を通じて、一人でも多くの方が身体も心も健康で人生100年時代を謳歌できる社会作りに貢献できれば、これ以上の喜びはありません。

2023年1月　鎌倉・海街の自宅にて　立花岳志

習慣化を
応援するための
セミナー動画
（予告なく終了する
場合がございますの
でご了承ください）

活動拠点を
まとめた
リンクツリー

【著者紹介】

立花　岳志（たちばな・たけし）

◉——習慣化・ひとりビジネス・情報発信コンサルタント／ブロガー／心理カウンセラー／あまてらす株式会社 代表取締役

◉——1969年東京都生まれ。会社員の傍ら始めたブログが人気を博し2011年に「プロブロガー」として独立。ブログ「No Second Life」は月間165万PV、年間1,000万PVを記録。ブログを中核とした個人の情報発信を強みに、書籍の出版のほかコンサルティング、講座開催、イベント企画・主催など多面的に活動している。

◉——20代後半に激太りして体重105キロの肥満体になるが、40歳で27キロのダイエットに成功しフルマラソンを5回完走。以降運動や食事・栄養、睡眠など「本当に身体に良い習慣」を追求し、習慣化コンサルタントとして多くの人をサポートし続けている。

◉——また、自身の度重なる燃え尽き体験から実践的心理療法を学び、心理カウンセラーとしても活動。「心に良い習慣」も実践しカウンセリングに活かしている。

◉——著書に『起業メンタル大全』（自由国民社）、『やせる「仕組み」で人生を劇的に変えるiPhoneダイエット』『「好き」と「ネット」を接続すると、あなたに「お金」が降ってくる』（共にサンマーク出版）、『ノマドワーカーという生き方』（東洋経済新報社）などがある。

【監修者紹介】

寺田　武史（てらだ・たけし）

◉——医療法人社団健静会アクアメディカルクリニック 理事長・院長

◉——東邦大学医学部卒業後、同大学外科学第3講座入局後、消化器外科で（肝胆膵外科）消化器癌を専門に診療。10年間の大学病院勤務中最新最善最良の医療を心掛けるも、その甲斐虚しく亡くなってしまう患者さんを見て、現代医療に限界を感じ、「なぜ人は病気になるのか？」を考え、「がんを治す医者であり、がんを作らない医者」を目指すべく「アクアメディカルクリニック」を開業する。その後、分子栄養学と出会い、自身の目指すべき本当の医療を探し始めるようになる。

◉——現在は、専門の消化器疾患をはじめ、高血圧や糖尿病を中心とした保険診療をメインとした診療を行う傍ら、心身の健康管理、栄養管理を含め、日本人オリンピアンの金メダルの数を増やすべく、またアスリートの選手寿命を1年でも伸ばすべく、日々分子栄養学を基にした栄養指導を続けている。

◉——著書に『なぜ、人は病気になるのか？』（クロスメディア・パブリッシング）がある。

やってみたらわかった！

40代(だい)からの「身体(からだ)」と「心(こころ)」に本当(ほんとう)に良(よ)い習慣(しゅうかん)

2023年2月20日　第1刷発行

著　者——立花　岳志
監修者——寺田　武史
発行者——齊藤　龍男
発行所——株式会社かんき出版
東京都千代田区麹町4-1-4 西脇ビル　〒102-0083
電話　営業部：03(3262)8011㈹　編集部：03(3262)8012㈹
FAX　03(3234)4421　振替　00100-2-62304
https://kanki-pub.co.jp/
印刷所——大日本印刷株式会社

　ISBN978-4-7612-7657-7 C0030

鋼の自己肯定感

「最先端の研究結果×シリコンバレーの習慣」から
開発された“二度と下がらない”方法

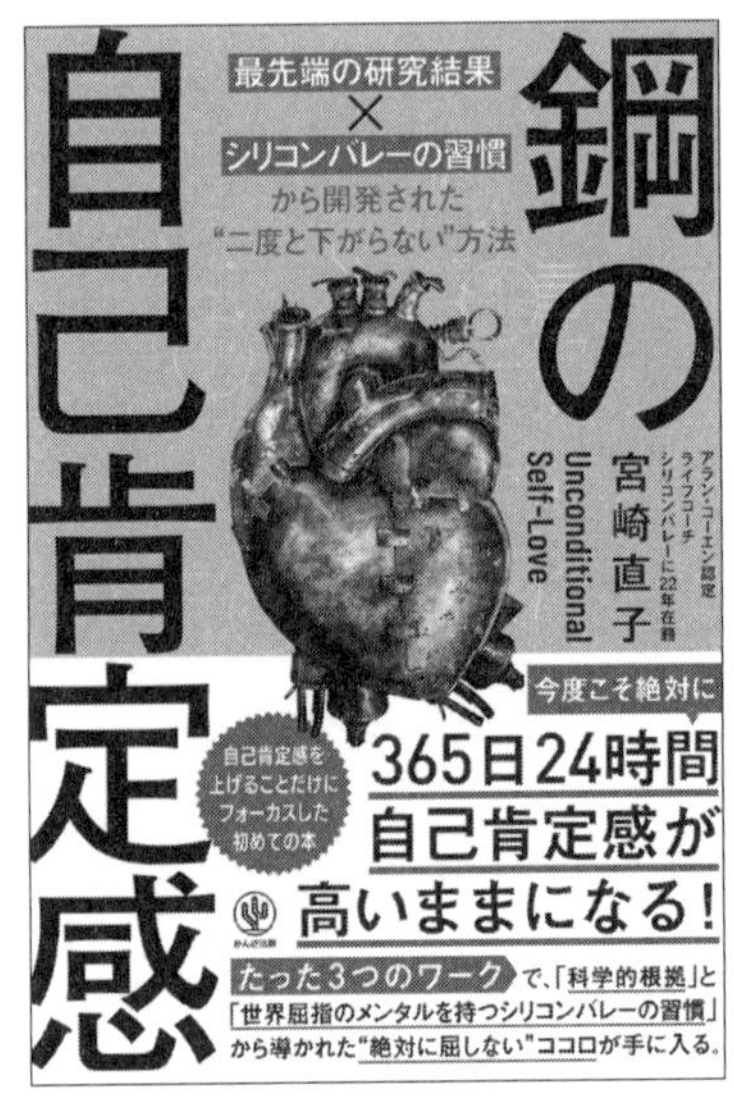

「自己肯定感は上がったり下がったりするものである」
「自己肯定感は自信を付ければ上がる」
「自己肯定感は生まれつきや性格で決まる」
実は全部間違っています。自己肯定感は簡単な正しいワークをすることで、上げたままにすることができるのです。24時間365日高いままにでき、決して屈することのない最強の「鋼の自己肯定感」。

宮崎 直子：著
定価：1400円＋税
四六判／並製／240頁
ISBN：978-4-7612-7600-3